DES

SCLÉROSES COMBINÉES

DE LA MOELLE

PAR

le Docteur O. CROUZON

ANCIEN INTERNE DES HOPITAUX DE PARIS

PARIS

G. STEINHEIL, ÉDITEUR

2, RUE CASIMIR-DELAVIGNE, 2

—

1901

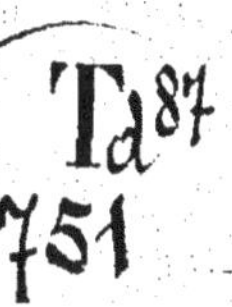

DES

SCLÉROSES COMBINÉES

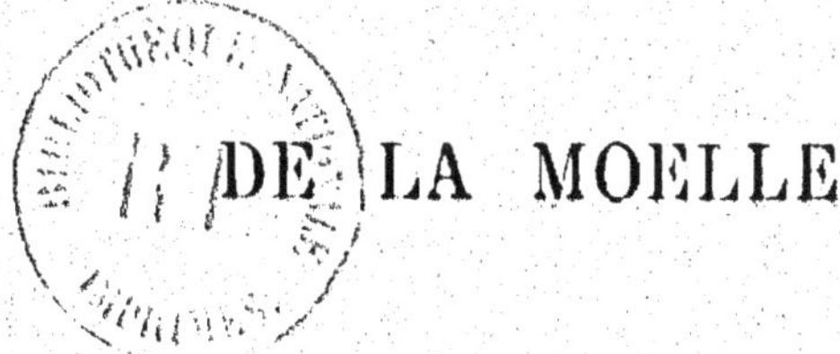

DE LA MOELLE

PAR

le Docteur O. CROUZON

ANCIEN INTERNE DES HOPITAUX DE PARIS

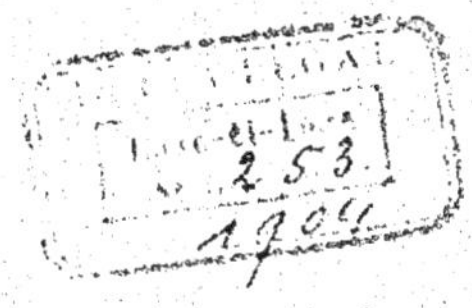

PARIS

G. STEINHEIL, ÉDITEUR

2, RUE CASIMIR-DELAVIGNE, 2

1904

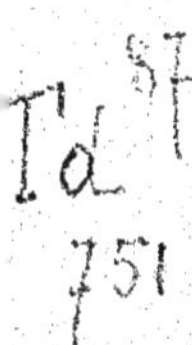

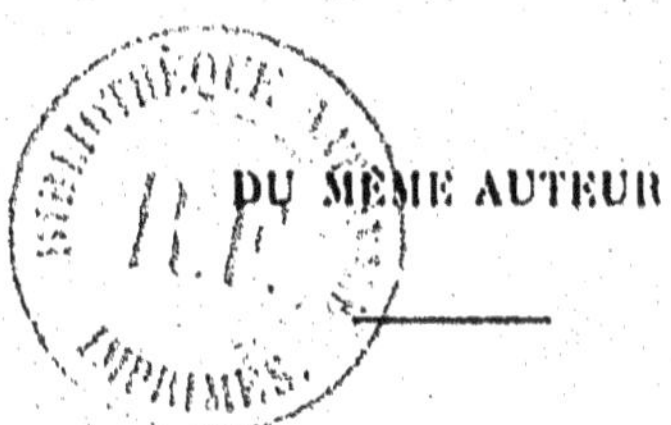

DU MÊME AUTEUR

Muscle acromioclaviculaire (avec M. BARADUC) *Société Anatomique*, 1894.

Abcès métastatique du cœur (avec M. MAY). *Société Anatomique*, décembre 1896.

Tic d'élévation des deux yeux. *Société de Neurologie*, 11 janvier 1900.

A propos de la chorée variable de Brissaud : trois observations de chorée (avec M. COUVELAIRE). *Revue Neurologique*, 15 juin 1899.

Ramollissement du cunéus et hémianopsie (avec M. PIERRE MARIE). *Société de Neurologie*, 11 janvier 1900.

Sur le rôle du voile du palais pendant la déglutition, la respiration et la phonation (avec M. COUVELAIRE). *Journal de Physiologie et de Pathologie générale*, mars 1900.

Un cas de tétanos céphalique avec diplégie faciale. *Revue Neurologique*, 15 mai 1900 ; *Société de neurologie*, 3 mai 1900.

Un cas d'affection familiale à symptômes cérébrospinaux ; diplégie spasmodique infantile et idiotie chez deux frères ; atrophie du cervelet (avec M. BOURNEVILLE). Congrès de 1900. *Compte rendu de Bicêtre*, 1900.

Idiotie symptomatique de pachyméningite et de méningo-encéphalite chroniques (avec M. BOURNEVILLE). Congrès de 1900. *Compte rendu de Bicêtre*, 1900.

Le Phénomène des orteils dans l'épilepsie. *Société de Neurologie*, 8 novembre 1900.

Idiotie symptomatique d'une sclérose atrophique limitée aux circonvolutions du coin gauche (avec M. BOURNEVILLE). *Compte rendu de Bicêtre*, 1901.

Un cas de thorax en entonnoir (avec M. GAUCHER). *Société médicale des hôpitaux*, 25 octobre 1901.

Gomme géante syphilitique et signe de Robertson (avec M. le professeur FOURNIER). *Société de Dermatologie et de Syphiligraphie*, 1902.

Rétrécissement du vagin ; hérédosyphilis (avec M. le professeur FOURNIER). *Société de Dermatologie et de Syphiligraphie*, 1902.

Synovites et arthropathies syphilitiques (avec M. le professeur FOURNIER). *Société de Dermatologie et de Syphiligraphie*, 1902.

Des troubles de la nutrition dans la syphilis (avec M. GAUCHER). *Journal de Physiologie et de Pathologie générale*, janvier 1902.

Epilepsie jacksonienne du type faciobrachial. Pas de lésions de la région rolandique, plaque de méningite chronique de la pointe du lobe temporal. *Société Anatomique*, février 1902.

La céphalée syphilitique éclairée par la ponction lombaire (avec MM. MILIAN et PARIS). *Société médicale des hôpitaux*, 14 février 1902.

Kystes sous-épendymaires de la protubérance. *Société Anatomique*, 9 mai 1902.

Hémispasme glossolabié et hémiplégie hystérique chez un tabétique (avec M. DOBROVICI). *Société de Neurologie*, 15 mai 1902.

Paralysie radiculaire traumatique du plexus brachial avec atrophies osseuses et troubles de la pression artérielle dans le membre paralysé (avec M. G. GUILLAIN), *Société de Neurologie*, 3 juillet 1902.

Vitiligo et Syphilis (avec M. PIERRE MARIE). *Société de Dermatologie et de Syphiligraphie*, 6 novembre 1902.

Étude de la diadococinésie chez les cérébelleux (avec M. C. MACFIE-CAMPBELL, d'Edimbourg). *Société de Neurologie*, 4 décembre 1902.

Quelques résultats du traitement des névralgies par les injections souscutanées d'air atmosphérique (avec M. PIERRE MARIE). *Société Médicale des hôpitaux*, 12 décembre 1902.

Cancer et tuberculose (Revue générale). *Revue de la Tuberculose*, décembre 1902.

Les hémorragies secondaires de l'hémorragie cérébrale et la couleur sanglante du liquide céphalo-rachidien. *Société de Neurologie*, 15 janvier 1903.

Etude de la « marche de flanc » chez les hémiplégiques (avec M. C. MACFIE-CAMPBELL, d'Edimbourg). *Société de Neurologie*, 5 février 1903.

Un cas de fracture par atrophie osseuse de l'humérus chez un myopathique (avec M. PIERRE MARIE). *Société de Neurologie*, 5 février 1903.

Etude clinique de la forme tabétique des scléroses combinées (avec M. PIERRE MARIE). *Société de Neurologie*, 5 mars 1903.

Quelques résultats du cytodiagnostic du liquide céphalo-rachidien chez les tabétiques (avec M. PIERRE MARIE). *Société de Neurologie*, 5 mars 1903.

Sur une variété particulière de syndrome alterne : paralysie de l'oculomoteur commun droit, kératite neuroparalytique droite et hémiplégie gauche (avec M. PIERRE MARIE). *Société de Neurologie*, 2 avril 1903.

Chorée chronique de nature indéterminée chez un homme de soixante ans (début à l'âge de 7 ans) (avec M. PIERRE MARIE). *Société de Neurologie*, 2 avril 1903.

Sur un cas de myxœdème chirurgical de l'adulte considérablement amélioré par l'iodothyrine (avec M. PIERRE MARIE). *Société Médicale des hôpitaux*, 12 juin 1903.

Le phénomène du jambier antérieur (Phénomène de Strümpell) (avec M. PIERRE MARIE). *Société de Neurologie*, 2 juillet 1903.

Les bacilles pseudo-tuberculeux (Revue générale) (avec M. MAURICE VILLARET). *Revue de la Tuberculose*, 1903.

Un cas de purpura hémorragique traité par l'adrénaline; guérison (avec M. LOEPER). *Bulletin Médical*, 2 septembre 1903.

Chorée de l'adulte (avec M. NATTAN-LARRIER). *Tribune Médicale*, 1903.

Action de l'adrénaline et des extraits surrénaux sur le sang (avec M. LOEPER). *Société de Biologie*, 28 novembre 1903.

Un cas de traitement prolongé par l'adrénaline dans la maladie d'Addison (avec M. LOEPER). *Société Anatomique*, 18 décembre 1903.

Paralysie unilatérale du voile du palais chez un tuberculeux (avec M. NATTAN-LARRIER). *Revue de la Tuberculose*, janvier 1904.

L'action de l'adrénaline sur le sang (avec M. LOEPER). *Archives de Médecine expérimentale et d'anatomie pathologique*, janvier 1904.

Un cas de sclérose combinée sénile (avec M. S.-A.-K. WILSON, d'Edimbourg). *Société de Neurologie*, mars 1904.

Anatomie pathologique des scléroses combinées tabétiques. *Iconographie de la Salpêtrière*, janvier-février 1904.

A MON PRÉSIDENT DE THÈSE

M. LE PROFESSEUR G. DIEULAFOY

A MES MAÎTRES DANS LES HÔPITAUX

MM. Les Docteurs BABINSKI, BOURNEVILLE (Internat 1900);

M. Le Professeur FOURNIER (Internat 1901);

M. Le Professeur Agrégé Pierre MARIE (Internat provisoire 1899,
Internat 1902);

M. Le Professeur G. DIEULAFOY (Externat 1898, Internat 1903);

M. Le Professeur GAUCHER (Externat 1897, Internat 1901);

M. Le Professeur TERRIER (Externat 1899);

MM. Les Professeurs Agrégés : CUNÉO, DUPRÉ, GOSSET, HART-
MANN, MARION, RENON;

MM. Les Docteurs : APERT, AUCLAIR, CAUSSADE, HUDELO, LE
NOIR, MACAIGNE, NAGEOTTE, SERGENT, médecins des hôpitaux;

MM. Les Docteurs MORESTIN, RICHE, ROUTIER, chirurgiens des
hôpitaux.

A MES MAÎTRES DANS LES LABORATOIRES

M. Le Professeur BOUCHARD;

MM. DESGREZ et CLAUDE (laboratoire de M. Le Professeur Bouchard;

MM. BORREL et BINOT (de l'Institut Pasteur);

M. DOMINICI (Hôpital Saint Louis).

A M. Le Professeur Pierre JANET (Philosophie Rollin, 1892).

A MON PÈRE ET A MA MÈRE

•

A M. Le Docteur et Madame A. VILLARET

A MES AMIS :

P. ARMAND-DELILLE, COUVELAIRE, GUILLAIN, LANGEVIN, LECÈNE
Georges VILLARET et Maurice VILLARET

INTRODUCTION

On désigne sous le nom de scléroses combinées de la moelle, non pas une entité clinique, mais un groupement anatomo-pathologique caractérisé par la combinaison d'altérations scléreuses dans les cordons postérieurs et dans les cordons latéraux, et qui est le substratum commun de plusieurs types cliniques.

Les types cliniques des scléroses combinées sont les suivants :

1º *Scléroses combinées congénitales et familiales.*

a) Maladie de Friedreich ;
b) Hérédo-ataxie cérébelleuse de Pierre Marie ;
c) Paraplégie spasmodique familiale de Strümpell.

2º *Scléroses combinées acquises.*

a) Scléroses combinées de forme tabétique ;
b) Scléroses combinées dans la paralysie générale ;
c) Scléroses combinées spasmodiques ;
d) Scléroses combinées des vieillards (artério-sclérose) ;
e) Scléroses combinées subaiguës (dans les anémies, les intoxications, les cachexies).

Le premier groupe de scléroses combinées congénitales ou familiales est bien connu ; je n'entreprendrai pas ici son étude.

C'est à l'étude des scléroses combinées acquises que je m'attacherai.

J'étudierai successivement chacun de ces groupes de scléroses combinées, m'appliquant plus particulièrement à en préciser la description clinique, le diagnostic et l'étiologie. J'indiquerai pour chacun de ces groupes quelles en sont les lésions anatomiques.

Enfin, dans un dernier chapitre, je chercherai à comparer les lésions anatomiques de chacun de ces groupes cliniquement différents et à en élucider la pathogénie.

J'ai entrepris ce travail sur les conseils de M. le docteur Pierre Marie. C'est dans son beau service et dans son laboratoire de Bicêtre que j'ai puisé les documents qui ont servi de base à mes recherches. Je suis heureux de le remercier ici de l'intérêt qu'il n'a cessé de me porter pendant les deux années que j'ai passées à ses côtés, et je lui en exprime ma vive et respectueuse reconnaissance.

J'ai pu recueillir aussi des observations et des pièces anatomiques dans les services de M. le professeur Dieulafoy, de MM. Babinski, Dupré, Féré, Séglas, et Nageotte.

Je dois des coupes histologiques et des pièces anatomiques à l'obligeance de M. Kattwinkel (de Munich).

Enfin, j'ai pu, à Edimbourg, dans le service de M. Alexandre Bruce, et à Londres, dans ceux de MM. Risien, Russell et Collier, observer des malades et recueillir des pièces.

Je suis heureux d'adresser à tous ces Maîtres mes sentiments de vive gratitude pour la bienveillance qu'ils m'ont témoignée.

CHAPITRE PREMIER

SCLÉROSES COMBINÉES TABÉTIQUES

§ 1ᵉʳ. — Description clinique.

SYMPTOMATOLOGIE

Quand on a fait cliniquement un diagnostic de tabes et quand
on l'a basé sur les signes pathognomoniques : ataxie, douleurs fulgurantes, abolition des réflexes rotuliens et achilléens, signe de
Romberg, signe de Robertson, troubles vésicaux, on s'attend à
trouver à l'autopsie la lésion caractéristique du tabes : sclérose des
cordons postérieurs.

Fréquemment, l'autopsie révèle en outre une sclérose des cordons
latéraux : on a affaire à une sclérose combinée. Le diagnostic n'était
pas erroné, mais seulement incomplet. Kattwinkel (1), de Munich, a
pu ainsi réunir, à Bicêtre, huit observations de sclérose combinée,
trouvailles d'autopsie chez des malades considérés comme tabétiques simples.

Si l'on recherche, en effet, dans les traités classiques quels sont
les signes qui peuvent révéler la sclérose combinée chez les tabétiques, on ne trouve que des indications vagues : conservation,
exagération des réflexes, phénomènes spasmodiques, etc...; mais ces
symptômes changent l'aspect clinique du tabes : il s'agit alors d'un
tabes ataxo-spasmodique.

Je me suis proposé, sur les conseils et avec l'aide de M. Pierre
Marie, de rechercher chez les tabétiques purs les signes permettant
de déceler la sclérose combinée.

(1) KATTWINKEL, *Deut. Arch. f. klin. Med.*, 1902.

Nous sommes actuellement en possession d'un ensemble de signes dont la valeur a été vérifiée ou démontrée par les autopsies (1).

Ce sont d'abord trois signes cardinaux : la démarche avec traînement des jambes, la paraplégie, le signe de Babinski.

Démarche avec traînement des jambes. — Cette démarche donne au tabétique une allure tout à fait caractéristique : il ne s'agit plus

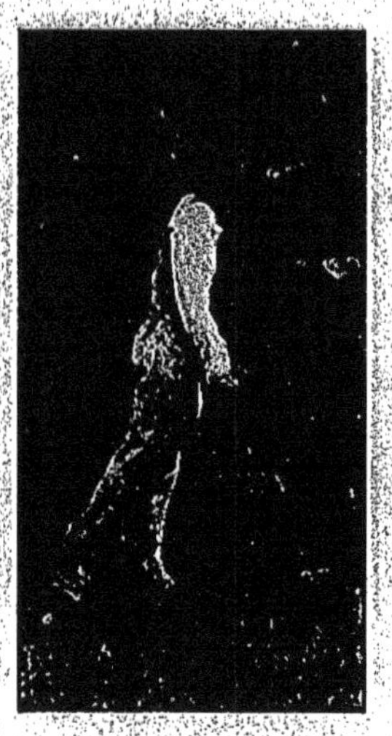

Fig. 1. — Photographie instantanée d'un cas de sclérose combinée. (Dép.) (2). Démarche avec traînement des jambes.

là d'incoordination avec lancement des jambes et talonnement : les jambes traînent derrière le corps. Le malade qui a servi de type à notre description ne pouvait « se déplacer qu'avec des béquilles ou dans un chariot ; pour se mettre en route, il se penchait en avant, laissait les jambes en arrière, puis ramenait en avant l'une de ses jambes en traînant la pointe du pied ; il fléchissait à peine la jambe sur la cuisse et facilitait le passage de son pied en avant en incli-

(1) Pierre Marie et O. Crouzon, Étude clinique de la forme tabétique des scléroses combinées. *Soc. de neur.*, 5 mars 1903.

(2) Nous devons à l'obligeance de MM. Masson et Cie d'avoir pu reproduire ici cette figure, ainsi que les figures 2, 3, 4, 5, qui sont destinées à l'article des « Scléroses combinées » du *Traité de médecine* Charcot, Bouchard, Brissaud (2ᵉ édition).

nant le corps du côté opposé au membre en mouvement ; il semblait que sa jambe eût à tirer un poids lourd. Ce malade (V. obs. I) était un grand tabétique, présentant tous les signes classiques. Cependant, quatre ans déjà avant la période où nous l'avons examiné, on avait remarqué que sa démarche n'était pas celle d'un ataxique ordinaire ; c'est sur ce point que notre attention a été portée.

Nous avons pu le rapprocher d'un second malade hospitalisé depuis longtemps à Bicêtre pour hérédo-ataxie cérébelleuse (une des formes familiales de la sclérose combinée, comme nous l'avons vu plus haut).

Ce second malade, Handeb..., présentait la même démarche avec traînement des jambes, et comme chez lui nous pouvions à coup sûr affirmer la sclérose combinée, nous avons pensé pouvoir faire ce même diagnostic chez le premier, Dép... Bien plus, comme nous supposions chez le premier l'atteinte du faisceau cérébelleux direct, nous l'avons supposée aussi chez le second.

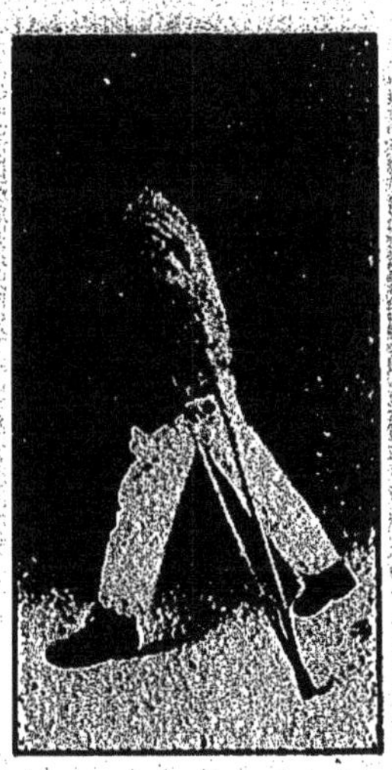

Fig. 2. — Photographie instantanée d'un cas d'hérédo-ataxie
cérébelleuse (Handeb.).
Démarche avec traînement des jambes.

L'autopsie de Dép... nous a permis de vérifier cette hypothèse.

Les lésions atteignent, chez lui, les cordons postérieurs et les cordons latéraux, et dans ceux-ci, la sclérose est nettement marquée dans les faisceaux cérébelleux directs, comme le montrent plus loin la description et les photographies de la moelle. (V. p. 102 et 104).

Cette démarche, je l'ai recherchée dans les descriptions des auteurs; je n'ai trouvé que dans Westphal un tableau qui puisse être rapproché de celui que nous avons tracé; dans deux cas, la marche était différente de celle des tabétiques : les malades n'élevaient pas les jambes, ne les lançaient pas en avant, ne talonnaient pas; on avait l'impression de faiblesse musculaire plutôt que d'incoordination. Quoique cette marche ne soit pas absolument identique à celle que nous avons décrite, nous devons retenir que ces troubles de la démarche sans incoordination avaient déjà frappé Westphal.

En résumé, je crois que cette démarche est pathognomonique de la sclérose combinée chez les tabétiques.

Paraplégie. — L'existence de la perte ou de la diminution de la force musculaire chez un tabétique a une grande importance diagnostique. Je n'ai pas en vue la paraplégie spasmodique associée aux signes d'ataxie, c'est-à-dire la paraplégie ataxo-spasmodique, qui constitue un groupe à part dans les scléroses combinées spasmodiques; je veux parler de la paraplégie survenant dans le tabes pur, dans le tabes qui reste flasque. Cette paraplégie qui semble avoir été perdue de vue était cependant comme autrefois. Elle a été signalée en Allemagne par Leyden (1863); puis, en France, M. le professeur Ch. Bouchard (1) cite quelques faits rapportés par Leyden, par Charcot et quelques faits personnels; il montre que, « chez les ataxiques, il s'opère quelquefois une transformation dans les symptômes morbides, que des malades qui étaient d'abord franchement ataxiques deviennent des paraplégiques et que, dans les autopsies de ces malades, on trouve, indépendamment des lésions des cordons postérieurs, une altération plus ou moins marquée des cordons latéraux ».

---

(1) BOUCHARD, Des lésions anatomiques de l'ataxie locomotrice progressive et de ses rapports avec d'autres maladies peu connues de la moelle épinière. *Communic. au Congrès médic. de Lyon*, 1865.

M. le professeur Fournier a décrit, dans son livre sur *la Période préataxique du tabes* et dans *les Annales de dermatologie et de syphiligraphie* (1884), les paraplégies de la période de début du tabes. Ces paraplégies diffèrent de celles que nous avons observées et qui sont apparues dans le cours du tabes ou à la fin du tabes. Il n'en est pas moins possible qu'elles soient, elles aussi, un indice de la participation des cordons latéraux; c'est du moins l'opinion que laisse deviner M. le professeur Fournier quand il renvoie à l'article de M. Dejerine sur les scléroses combinées. M. le professeur Fournier a observé cette paraplégie sous deux aspects : la forme parétique et la forme paralytique. Mais il est intéressant de voir aussi qu'il a observé l'association de l'ataxie et de la paraplégie (qu'il désigne sous le nom d'ataxo-paraplégie) chez plusieurs malades et en particulier chez un homme qu'il traitait avec Potain. L'importance du symptôme paraplégie l'avait frappé et lui faisait considérer ce tabes comme anormal.

La valeur de la paraplégie est aussi signalée par Pierret (*Archives de physiologie*, 1871-1872), qui rapporte l'observation d'une malade tabétique et paraplégique depuis douze ans. L'autopsie montra une altération des cordons postérieurs et des cordons latéraux. « L'incoordination se trouvait masquée par la paraplégie. » L'auteur indique les relations entre les lésions des cordons latéraux et la paraplégie.

La paraplégie est encore signalée par Prévost, Damaschino, Westphal, Mingazzini. Ce dernier auteur insiste sur les relations qui existent entre la paraplégie et les lésions des cordons latéraux; il laisse de côté les paraplégies brusques et passagères, ce que nous connaissons aujourd'hui sous le nom de « dérobement des jambes, effondrement des jambes », et que les auteurs anglais nomment « giving way of the legs ». Westphal élimine aussi les paralysies partielles, en particulier celle des péroniers latéraux; il cite deux observations avec paralysie complète et deux autres avec parésie.

D'autres auteurs ont encore insisté sur ce symptôme : Dejerine (1884) en montre la valeur et désigne les faits de ce genre sous le nom de tabes paraplégique. Dans la deuxième observation de la thèse d'Auscher, recueillie dans le service de Dejerine, le diagnostic fut basé sur l'existence d'une paraplégie à marche assez rapide. La paraplégie fut mentionnée ensuite par Grasset; cet auteur a constaté la parésie ou la paraplégie dans 27 cas sur 33 cas analysés par lui.

Un malade de Leyden eut une faiblesse subite des membres inférieurs; un malade de Kahler et Pick avait de la faiblesse musculaire; un malade de Friedreich et Schultze eut une faiblesse successivement dans chacun des membres inférieurs; des malades de Schultze, de Brousse, de Zacher eurent aussi de la faiblesse des jambes.

Kattwinkel, dans le mémoire signalé plus haut, rapporte sept cas de sclérose combinée ayant donné pendant la vie l'aspect d'un tabes pur; la paraplégie existait cependant chez cinq des malades. Aulhorn (1902) signale aussi la valeur de cette paraplégie dans le diagnostic des tabes combinés.

J'ai réuni à Bicêtre plusieurs observations de tabétiques présentant cette paraplégie.

Je renverrai tout d'abord à l'observation de Dép... (obs. I), étudiée plus haut au point de vue de la démarche; dans le cours de l'observation, on voit à plusieurs reprises que le malade a été considéré comme paraplégique et en particulier qu'il a présenté pendant les quelques mois qui ont précédé sa mort une paraplégie progressive qui l'a confiné au lit jusqu'à la fin. Le diagnostic clinique a été vérifié par l'autopsie.

Je rapporte aussi plus loin les observations de tabétiques encore vivants chez lesquels la paraplégie est, je crois, l'indice de lésions des cordons latéraux.

L'observation II a trait à un malade qui est devenu progressivement paraplégique à un degré tel aujourd'hui qu'il reste confiné au lit. Je pense qu'il s'agira probablement d'une sclérose combinée.

Le malade de l'observation III a été atteint d'une paraplégie assez brusque et transitoire et, quoique atteint depuis 1865 et hospitalisé à Bicêtre depuis 1867, son état ne s'est pas notablement aggravé. Cependant, l'impotence fonctionnelle due à une ancienne fracture de jambe étant mise à part, il lui reste un certain degré de parésie. Il présente d'autre part l'extension des orteils, dont nous verrons

plus loin la valeur. Je pense donc qu'il est atteint de sclérose combinée.

On trouvera plus loin (Obs. IV, V, VI, VII, VIII) plusieurs observations dans lesquelles le diagnostic n'avait pas été fait pendant la vie,
mais dans lesquelles cependant, il existait une paraplégie légère ou
marquée qui semble bien pouvoir être rapportée aux lésions des cordons latéraux. Ces observation ont été recueillies dans le service
de M. Pierre Marie à Bicêtre et déjà utilisées par M. Kattwinkel.

Enfin, je rapporte une observation personnelle (Obs. IX) ayant
trait à un malade dont l'autopsie a montré l'existence d'une sclérose combinée, mais dont l'examen clinique avait été incomplet et
antérieur du reste au début de nos recherches sur les scléroses combinées. Il semble bien qu'il ait existé chez lui de la paraplégie.

La paraplégie que je viens d'étudier se présente donc, dans la plupart des cas, comme une paraplégie permanente et progressive. Elle
répond à la transformation des symptômes morbides dont parlait
M. le professeur Bouchard : « Les malades d'ataxiques deviennent
paraplégiques, restent confinés au lit, deviennent grabataires et
gâteux. » Je considère ce type de paraplégie comme absolument
pathognomonique par sa marche; mais, cependant, je crois qu'il ne
faut pas refuser toute valeur à la paraplégie légère et variable; il
est certain que la paraplégie brusque et transitoire, le dérobement
des jambes, ne peuvent être considérés comme un signe de sclérose
combinée; mais la paraplégie à début rapide, qui régresse tout en
ne disparaissant pas complètement, me semble avoir une valeur,
puisque je l'ai trouvée associée dans plusieurs observations au troisième signe pathognomonique de la sclérose combinée : le phénomène des orteils, et qu'il est rapporté dans une observation de
Leyden. Cette paraplégie à début rapide peut atteindre les deux
membres inférieurs simultanément ou alternativement ; elle peut
s'améliorer et disparaître progressivement en huit, quinze jours,
deux mois, un an; elle peut récidiver et guérir de nouveau ; après
plusieurs attaques, elle peut rester permanente.

Il faudra encore ne pas considérer comme pathognomoniques les
paraplégies liées à une atrophie musculaire, qui doit être rapportée
à une atrophie des cellules des cornes antérieures.

Enfin, l'impotence fonctionnelle des tabétiques qui présentent une excessive incoordination ne devra pas être prise pour une paraplégie.

Phénomène des orteils (signe de Babinski). — Au Congrès de médecine de 1900, M. Babinski faisait connaître qu'il avait pu constater le phénomène des orteils chez un certain nombre de tabétiques qu'il divisait, à ce point de vue, en deux groupes :

1° Les tabétiques vulgaires, dont les réflexes tendineux sont abolis;

2° Les malades atteints de tabes fruste caractérisé par des symptômes fonctionnels vagues : douleur, lassitude et abolition des réflexes achilléens. (On sait la valeur que Babinski attache à la disparition du réflexe achilléen dans le diagnostic précoce du tabes.)

M. Pierre Marie et moi avons apporté à l'opinion de M. Babinski trois confirmations nécropsiques.

Je rapporte plus loin, les observations qui peuvent entrer dans le premier groupe, c'est-à-dire de tabétiques avérés présentant le phénomène des orteils. C'est dans ce groupe que doivent être rangés deux des cas qui ont été contrôlés par l'autopsie.

Le premier est notre malade Dép... (Obs. I), qui présentait la démarche avec traînement des jambes, la paraplégie, et chez lequel j'ai pu constater à plusieurs reprises l'extension des orteils pendant les huit à neuf mois où j'ai pu l'observer. Ce phénomène des orteils a persisté jusqu'à la mort.

Le deuxième malade, dont l'examen a été suivi d'autopsie, était un tabétique aveugle présentant les symptômes classiques du tabes (Obs. X). Chez ce malade l'autopsie a révélé des lésions minimes des cordons latéraux, mais incontestables néanmoins et suffisantes pour expliquer le phénomène des orteils.

Un autre malade dont je rapporte aussi l'observation (Obs. XI) présentait, en outre des signes classiques du tabes, l'extension des orteils et une légère paraplégie qui donnait à sa démarche une allure un peu traînante, différente de celles des tabétiques.

Je puis encore rapporter deux observations de malades appartenant à la deuxième catégorie des scléroses combinées de Babinski, dans lesquelles les signes du tabes sont incomplets :

Un premier malade (Obs. XII), chez lequel les signes de tabes étaient incomplets, possédait le phénomène des orteils, s'est cachectisé rapidement, a présenté quelques troubles psychiques et est mort après quelques semaines de séjour dans le service de M. le professseur Dieulafoy. J'ai pu faire son autopsie et vérifier notre diagnostic.

Un deuxième malade (Obs. XIII), atteint de tabes fruste, présentait non seulement l'extension des orteils, nette par moments, mais encore *l'abduction des orteils* (signe de l'éventail), auquel Babinski (1) attache la même valeur qu'à l'extension des orteils.

J'ai rencontré l'extension des orteils dans une proportion assez grande chez les tabétiques. Cette proportion a été précisée par M. Byrom Bramwell dans l'étude de 47 cas de tabes (2), où le réflexe plantaire a été examiné, il a constaté cinq fois l'extension des orteils, et si l'on retranche de ces cinq cas une observation où l'extension était expliquée par deux attaques d'hémiplégie à droite et à gauche, une autre où elle semblait liée à une syphilis cérébrale, il reste trois cas où le phénomène de Babinski, sans que l'auteur le dise d'une façon explicite, semble pouvoir être rattaché à une sclérose combinée. C'est du reste dans une proportion analogue de 1 sur 15, que nous avons rencontré la sclérose combinée chez les tabétiques de Bicêtre.

Ainsi donc le signe de Babinski nous a permis de faire le diagnostic de sclérose combinée chez des tabétiques soit par sa présence seule, soit par son association avec la paraplégie ou la démarche avec traînement des jambes. « En résumé, la forme de la sclérose combinée qui simule le tabes vulgaire peut être distinguée par trois symptômes : la démarche avec traînement des jambes, la paraplégie, le phénomène des orteils. Chacun de ces symptômes a une valeur presque pathognomonique par lui seul ; mais l'association de deux ou des trois symptômes donne une plus grande certitude au diagnostic.

Signes accessoires permettant le diagnostic de la sclérose combinée. — A côté des trois signes cardinaux que nous avons mentionnés, je crois devoir placer deux autres signes dont la valeur n'est pas encore absolument controlée : je veux parler du phénomène de Strümpell et des douleurs crampoïdes.

Phénomène de Strumpell. — Ce phénomène consiste dans une contraction du jambier antérieur qui se produit quand on com-

(1) Babinski, *Rev. neur.*, 1903.
(2) Byrom Bramwell, *Brain*, 1902.

mande à un malade, placé dans le décubitus dorsal, de fléchir la jambe sur la cuisse, alors qu'on s'oppose à ce mouvement par pression de la main sur la face antérieure de la cuisse. Ce mouvement associé provoque une rotation du pied en dedans et une élévation du bord interne du pied. Il a permis dans un cas à Strümpell de faire le diagnostic de sclérose combinée.

J'ai pu l'observer chez deux malades atteints de cette affection. Le premier est le malade Lécore... (Obs. XII), que j'ai, plus haut, donné comme exemple de sclérose combinée décelée par le signe de Babinski au milieu des signes de tabes incomplet. Ce phénomène de Strümpell a eu dans ce cas une valeur corroborée par le signe de Babinski et confirmée par l'autopsie.

La deuxième observation est celle d'un malade de l'Hôtel-Dieu que M. le docteur Dupré a bien voulu m'autoriser à examiner (Obs. XIV). Chez ce malade, le phénomène de Strümpell existait des deux côtés ; il était corroboré par la présence du signe de Babinski. Quoique ce malade ait été atteint de paraplégie et qu'il soit depuis cette époque confiné au lit, je ne me baserais pas sur ce symptôme, étant donné qu'il existe une grosse incoordination, s'il était isolé, pour affirmer le diagnostic de sclérose combinée. Le phénomène de Babinski associé au signe de Strümpell m'autorise à porter ce diagnostic.

DOULEURS CRAMPOÏDES. — Les douleurs crampoïdes sont données dans les traités classiques comme un signe de sclérose combinée, mais surtout dans la forme spasmodique. J'ai eu l'occassion d'observer à Bicêtre deux tabétiques : Thuill..... et Conv....., chez qui les douleurs tabétiques donnaient la sensation des crampes des membres inférieurs, mais je n'ai pas eu de vérification nécropsique.

On a vu plus haut que le malade Dép..... (Obs. I) avait éprouvé des crampes dans le cours de sa maladie.

Un des malades de Bicêtre, atteint d'hérédo-ataxie cérébelleuse, présentait aussi des tiraillements et des crampes douloureuses dans les membres.

Enfin, j'ai eu l'occasion d'observer à l'Hôtel-Dieu un homme qui, atteint d'hémiplégie droite syphilitique, traité par M. le professeur Dieulafoy il y a vingt ans, revenait le consulter guéri de son hémiplégie, mais présentant des signes caractéristiques de tabes et, en

particulier, des douleurs vives et intermittentes. Du côté de l'hémiplégie ancienne, c'est-à-dire du côté où il existait vraisemblablement une lésion des cordons latéraux, les douleurs revêtaient un
caractère nettement crampoïde.

Cet ensemble de faits me porterait à croire à la valeur de ce
symptôme dans le diagnostic des lésions combinées. Je n'ai pas le
droit d'être plus affirmatif en l'absence de contrôle anatomique.

ÉTIOLOGIE

La forme tabétique de la sclérose combinée que je viens de
décrire n'est pas rare. D'après une proportion établie sur les observations cliniques et les autopsies, on rencontre une sclérose combinée sur treize tabétiques vulgaires pris au hasard (P. Marie et
Crouzon : 4 fois sur 55 tabétiques de Bicêtre). On a vu plus haut,
du reste, que le phénomène de Babinski, d'après la statistique de
Byrom Bramwell, se rencontrait une fois sur quinze chez les tabétiques.

On peut aussi affirmer que la sclérose combinée est plus fréquente parmi les tabes-cécité que chez les tabétiques simples
Aussi, la cécité est-elle un symptôme rencontré fréquemment dans
la forme de sclérose combinée que je viens de décrire ; les deux
malades de la thèse d'Auscher étaient aveugles.

La sclérose combinée n'est donc pas rare, et il sera facile de le
découvrir dans les proportions que je viens d'indiquer et avec les
signes mentionnés plus haut chez les malades considérés comme
des tabétiques vulgaires.

La sclérose combinée tabétique est, comme le tabes, causée le
plus souvent par la syphilis. Je ne m'attarderai pas ici à discuter
ou à défendre cette pathogénie, mais je ne puis laisser passer
sans le mentionner un début un peu anormal chez un de nos
malades (Obs. XI) : la maladie a débuté par des phénomènes généraux, par une sorte « de fièvre cérébrale » qui semble avoir atteint
dans la même localité un certain nombre de personnes et dont la
période grave et subaiguë a duré plusieurs mois. Cette maladie,
qui semble avoir été une infection cérébro-spinale épidémique, a
laissé des reliquats qui ont actuellement l'apparence de la sclérose

combinée tabétique. Cette étiologie d'apparence infectieuse nous paraît curieuse à signaler, au moins à titre d'exception.

§ 2. — Anatomie pathologique

Quand on fait l'autopsie de la moelle d'une sclérose combinée tabétique, on constate tout d'abord l'existence, dans la plupart des cas, d'un épaississement de la méninge postérieure absolument identique à celui que l'on rencontre dans le tabes.

Mais on est frappé aussi de l'apparence grêle que présente la moelle, en particulier dans la région dorsale, et si à cette hauteur on examine la moelle sur une coupe on voit qu'elle revêt une forme aplatie, l'aplatissement étant surtout marqué dans la région postérieure, qui est diminuée de hauteur. Dans d'autres cas, la forme est celle d'un losange avec deux angles latéraux et un angle antérieur et un angle postérieur. (V. fig. 3 et 4, pp. 24 et 27 et pl. I.)

Au microscope, après coloration à la méthode de Weigert ou de Pal, on voit la coexistence des lésions des cordons latéraux avec celles des cordons postérieurs.

Ces lésions des cordons postérieurs et latéraux peuvent être limitées à un système de fibres ; elles sont dites alors *systématiques*. Elles peuvent, au contraire, occuper dans les cordons postérieurs et latéraux des zones répondant d'une façon seulement approximative à un faisceau ; elles n'ont que l'apparence systématique. Leur distribution est réglée alors par les lésions des vaisseaux, des méninges, des lymphatiques. Cette deuxième classe de scléroses combinées porte le nom de *scléroses combinées pseudo-systématiques*.

Les scléroses systématiques de la moelle en général peuvent être primitives ou secondaires ; mais dans les scléroses combinées du tabes les lésions primitives du système de fibres des cordons postérieurs et latéraux n'ont jamais été observées. On a observé, au contraire, deux variétés de lésions systématiques secondaires : dans la première variété, il s'agit de lésions du tabes classique systématisées, associées à des dégénérescences des faisceaux pyramidaux consécutives à des lésions encéphaliques (hémorragies, lacunes). Ces lésions systématiques ne nous retiendront pas longtemps. J'en signalerai un exemple plus loin, dans l'observation IX. Je n'étudierai que les lésions systématiques secondaires à des lésions de la moelle.

Dans le cordon postérieur, les lésions systématisées peuvent être sous la dépendance des lésions radiculaires ; dans les cordons latéraux, le faisceau cérébelleux direct peut dégénérer sous l'influence d'une lésion cellulaire de la moelle : les cellules de la colonne de Clarke. Les scléroses combinées systématiques secondaires dans le tabes seront donc dues à l'association des lésions systématisées du tabes vulgaire et des lésions du faisceau cérébelleux direct par altérations de la colonne de Clarke. Cette association des lésions du tabes avec les lésions des faisceaux cérébelleux directs est déjà mentionnée par Ballet et Minor. Ballet en a publié un cas à la Société anatomique en 1880.

Je relate plus loin deux cas qui pourraient rentrer dans cette catégorie. (Voir anatomie pathologique des observations I et XV.)

Dans l'observation XV, il s'agit de lésions combinées des cordons postérieurs qui semblent être systématiques, liées aux lésions des racines, et de lésions des faisceaux cérébelleux directs qui semblent dépendre des lésions de la colonne de Clarke. Ce cas pourrait donc répondre au type de scléroses combinées systématiques secondaires. Cependant les lésions ne sont pas absolument limitées au faisceau cérébelleux direct, elles occupent non seulement la bordure de la moelle au niveau du faisceau cérébelleux direct, mais encore en arrière de lui, à partir des racines postérieures. Dans la profondeur, elles s'étendent au delà du faisceau cérébelleux direct et occupent la zone pyramidale. Elles occupent donc non seulement le faisceau cérébelleux direct, mais toute la zone que l'on pourrait appeler *préapexienne*. De même elles peuvent se prolonger au delà du faisceau cérébelleux direct et tendre à la sclérose marginale annulaire. (Voir à la fin du volume, Planche I.)

On trouve à la moelle de ce sujet la forme triangulaire ou quadrangulaire et la petitesse que j'ai signalée et que nous allons retrouver encore dans plusieurs autres examens anatomiques.

Je rapporte aussi (Voir fig. 3) l'examen histologique d'un cas qui m'est entièrement personnel et dont l'observation se trouve déjà plus haut (Obs. I). Ce malade, Dép..., fut le premier chez lequel on fit le diagnostic clinique de sclérose combinée tabétique. Il présentait de la démarche avec traînement des jambes, la paraplégie et l'extension des orteils; il avait eu autrefois des crampes des mollets.

Comme dans l'observation XV, la sclérose occupait surtout le territoire des faisceaux cérébelleux directs. Cependant il est à remarquer que le faisceau cérébelleux direct n'est pas dégénéré à la partie toute supérieure de la région cervicale, ce qui va un peu à l'encontre d'une sclérose systématique de ce faisceau. De plus, elle s'étend comme dans la première observation, en dehors des limites

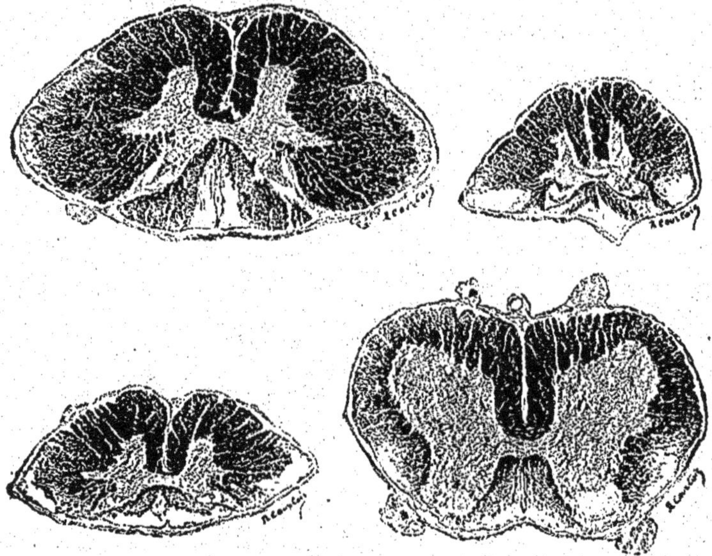

Fig. 3. — Coupes de la moelle dans un cas de sclérose combinée à forme de tabes avec cécité (Dép..,). Les lésions du cordon latéral semblent, du moins sur certaines hauteurs, porter sur le faisceau cérebelleux.

du faisceau cérébelleux, elle prend la zone *préapexienne* et prend à certaines hauteurs le faisceau pyramidal en partie.

Les colonnes de Clarke sont, il est vrai, atteintes, mais il ne s'ensuit pas forcément que les lésions des faisceaux cérébelleux directs soient sous leur dépendance, du moins d'une façon complète.

Les deux observations auxquelles je fais allusion ne me paraissent donc pas nettement systématiques. Je crois qu'elles seraient mieux à leur place dans le groupe des pseudo-systématiques. Nous ne nierons pas cependant l'existence des scléroses combinées tabétiques systématiques ; Auscher en a rapporté deux cas, et Ballet et Minor admettent leur existence.

Le *groupe des scléroses combinées ipseudo-systématiques* dans le tabes nous paraît bien plus important que le précédent. L'apparence pseudo-systématique peut être due à des lésions méningées ou lymphatiques. Suivant Dejérine, on constate, avec des lésions systématiques des cordons postérieurs, des lésions diffuses des cordons latéraux, et ces altérations des faisceaux latéraux seraient « la conséquence de la sclérose postérieure, non point directement et par continuité du processus inflammatoire, mais par l'intermédiaire de la méningite spinale postérieure ». Cette théorie est aussi soutenue par Ballet et Minor, qui désignent ces cas sous le nom de sclérose primitivement systématique diffusée par lepto-méningite, et range dans cette catégorie les cas de Prévost, de Raymond et Arthaud et l'observation III du mémoire de Westphal. Homen admet, dans le tabes, l'existence d'une méningite hyperplasique occupant souvent toute la périphérie de la moelle. Kattwinkel, discutant l'importance de ces lésions méningées, les trouve minimes pour expliquer les dégénérations marquées. L'épaississement méningé n'est pas constant et ne concorde pas avec le siège des lésions.

En résumé, les lésions méningées sont suffisantes dans un certain nombre de cas pour expliquer la propagation aux cordons latéraux, mais il manque un processus intermédiaire entre ces lésions méningées et les lésions de la moelle elle-même.

La théorie lymphatique du tabes de Pierre Marie et Guillain semble pouvoir expliquer les faits éclairés incomplètement par les lésions méningées. Je rappellerai que ces auteurs basent leur théorie sur les arguments suivants : les lésions du tabes ne se confondent pas avec le trajet des racines, mais ont une apparence systématisée due à la disposition des voies lymphatiques et des septa. Ces voies lymphatiques forment dans les cordons postérieurs un système qui communique avec la méninge postérieure. La méningite spinale postérieure syphilitique amènerait donc secondairement par histo-lymphite les lésions diffuses des cordons postérieurs. Cependant, d'après Marie et Guillain, quand le processus est particulière-ment intense, il peut forcer les limites du système lymphatique postérieur et, dans ce cas, la partie de cordon latéral qui confine à l'apex de la corne postérieure peut présenter aussi des corps gra-nuleux indiquant une altération des plus nerveuses. Tout permet de conclure que tel est le mode de production de certaines variétés de scléroses combinées, si voisines du tabes, que personne jusqu'ici n'en a pu faire le diagnostic pendant la vie (1).

Je puis rapporter plus loin la description histologique d'un tabes localisé aux cordons postérieurs par la méthode de Weigert et qui présente des lésions en évolution visibles à la méthode de Marchi, et se traduisant par la présence de corps granuleux dans les cordons postérieurs et latéraux. (Observ. XVI.)

A côté de cette observation, qui appuie l'argument de Pierre Marie et Guillain pour la théorie lymphatique des scléroses combi-nées, je relaterai plus loin plusieurs observations qui montrent non plus des lésions en évolution, mais des lésions constituées, appa-raissant à la méthode de Weigert et qui établissent cette théorie d'une façon, je crois, indiscutable.

Ce sont les observations IV, V, VI, VII, VIII, IX, dont quelques dessins sont annexés ci-contre (fig, 4 et 5), et dont on trouvera des photographies à la fin du volume (Pl. I et II).

Dans les cas qui précèdent, les espaces lymphatiques sont dila-tés et semblent régler la distribution des lésions. La stase lym-phatique paraît plus particulièrement démontrée dans deux cas (Gore..., Obs. VII, et Ros..., Obs. VIII). Il existe en effet des dilatations du canal central et de la moelle. Cette lésion a été rencontrée dans d'autres cas de tabes, de paralysie générale, de myélite, etc,. ; elle va jusqu'à constituer parfois une véritable hydro-myélie. M. le professeur Joffroy vient de publier un cas qui se rap-porte à des faits semblables. J'ai pu observer des moelles de tabé-tiques ou de paralytiques généraux, dont M. Pierre Marie a bien

(1) J'ai dit plus haut comment nous pouvions aujourd'hui en faire le dia-gnostic.

voulu me confier l'examen, qui présentaient à des différents degrés cette stase lymphatique allant jusqu'à l'hydromyélie.

Ces cas de dilatation du canal épendymaire, dans les scléroses combinées comme dans le tabes, semblent être de puissants arguments en faveur de la théorie lymphatique. Dans plusieurs des cas

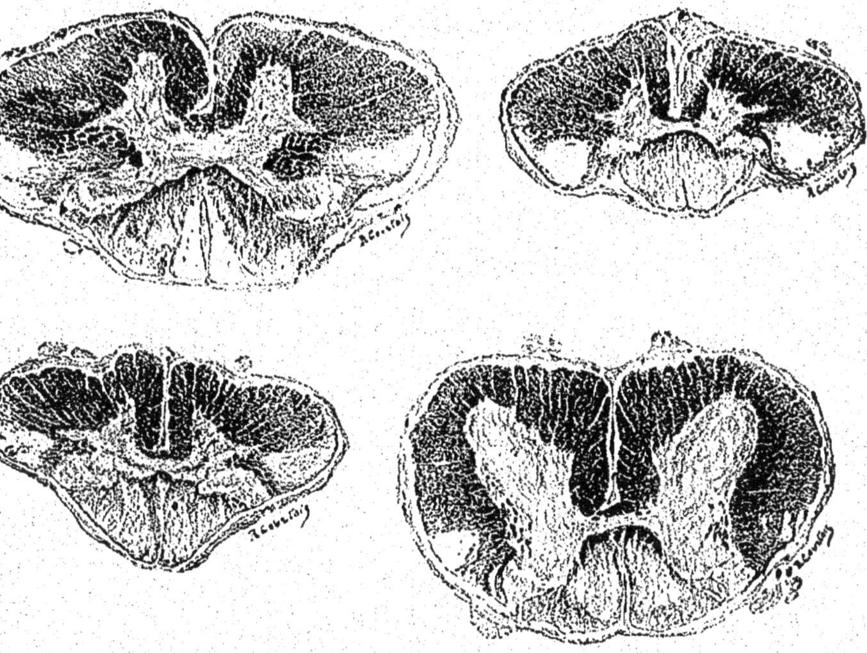

Fig. 4. — Coupes de la moelle dans un cas de sclérose combinée (Bil...). Les lésions portent non seulement sur les cordons postérieurs et sur les latéraux, mais encore sur le faisceau sulco-marginal antérieur.

qui précèdent, il semble qu'il y ait eu méningite et histolymphite siégeant dans la partie postéro-latérale de la moelle et surtout marquée à la région dorsale ; et dans quelques cas on observe consécutivement à cette lésion une dégénération ascendante ou descendante d'apparence systématique.

En résumé, sur les sept observations anatomiques qui précèdent, cinq me paraissent nettement expliquées par la théorie lymphatique et sont pseudo-systématiques. Les deux premières sont discutables et pourraient être liées aux lésions de la colonne de Clarke ; je crois néanmoins plus probable qu'elles sont, elles aussi, causées par des lésions méningo-lymphatiques et qu'elles doivent être classées dans le groupe des pseudo-systématiques.

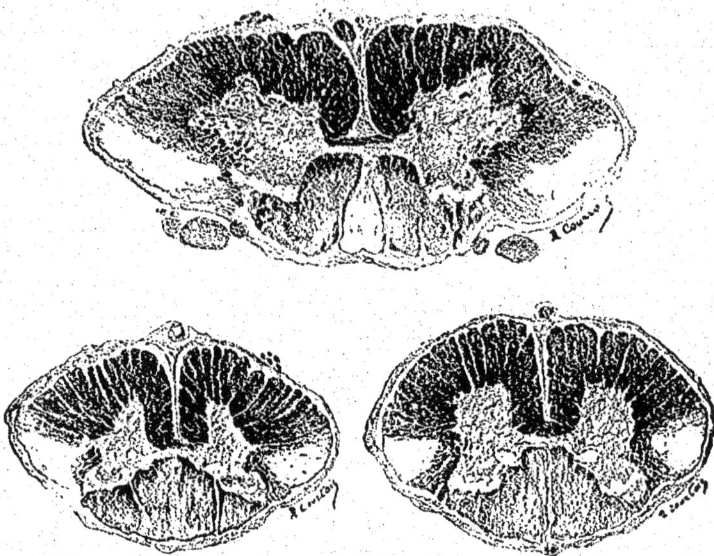

Fig. 5. — Coupes de la moelle dans un cas de sclérose combinée. Les lésions du cordon latéral semblent, du moins sur certaines hauteurs, porter surtout sur le territoire pyramidal (Gor...).

Les scléroses combinées tabétiques me semblent donc être pseudo-systématiques plus souvent que systématiques ; elles ne sont expliquées d'une façon suffisante que par la présence de lésions méningées ou lymphatiques. Et la nature de leurs processus, la répartition pseudo-systématique de leurs lésions les rapproche du tabes et rapporte l'un et l'autre de ces aspects anatomiques, tabes et sclérose combinée, à la même pathogénie : la théorie lymphatique de P. Marie et Guillain.

CHAPITRE II

SCLÉROSES COMBINÉES DE LA PARALYSIE GÉNÉRALE

L'existence des lésions combinées spinales dans la paralysie générale a été révélée par Westphal (1). Depuis, ces lésions ont été constatées par de nombreux auteurs : Mendel, Tuczek, Claus. Fürstner,
Mayer, Siemerling, Stewart, Petrazzani et Vassala, Klippel,
Nageotte, Sibelius; en France, l'étude en est due surtout à M. le
professeur Raymond. C'est donc là une question qui a été bien
étudiée. Je me reporterai plus particulièrement au travail de
Klippel (2) et à l'article de Homen.

La fréquence des lésions spinales dans la paralysie générale est
très grande. Je rappellerai, ici plusieurs statistiques. Celle de Tuczek
porte sur 17 cas, qui se décomposent ainsi :

          Pas de lésions . . . .   1 cas
          Lésions des cordons latéraux. . . . .   9 —
          Lésions des cordons postérieurs. . . . .   3 —
          Lésions combinées. . . . .   4 —

Fürstner, sur 145 autopsies de paralysies générales, observe
118 cas avec lésions, qui se répartissent de la façon suivante :

          Lésions des cordons latéraux. . . . .   17 cas
          Lésions des cordons postérieurs . . . .   28 —
          Lésions combinées . . . .   73 —

<hr>

(1) WESTPHAL, *Wirchow's Archiv.*, XXXIX et XL, p. 273. *Arch. f. Psych.*,
VIII, XII, XV.

(2) KLIPPEL, *Congrès de Bruxelles*, août 1903.

Sibelius, sur 25 autopsies, constate dans 19 cas des lésions nettes qui se répartissent ainsi :

Lésions des cordons postérieurs. . . . .   3 cas
Lésions des cordons postérieurs, antérieurs et
latéraux . . . .   16 cas

Par la méthode de Marchi, l'auteur a trouvé des lésions des cordons latéraux dans tous les cas.

Nageotte a montré qu'à l'autopsie des paralytiques généraux, on constate des lésions de tabes dans les deux tiers des cas au moins.

J'ai pu, grâce à la bienveillance et à la libéralité de MM. Féré et Seglas et Nageotte, obtenir un certain nombre d'autopsies provenant de leurs services de Bicêtre. Je suis en possession de 13 autopsies de paralytiques généraux. Ces moelles ont été toutes examinées à la méthode de Marchi et à la méthode de Weigert. Je suis arrivé à la statistique suivante :

Lésions des cordons latéraux . . . .   1 cas
Lésions des cordons postérieurs. . . . .   2 —
Lésions combinées. . . . .   3 —
Pas de lésions . . . .   7 —

Je n'ai pas constaté ces lésions dans un aussi grand nombre de cas que les auteurs précédents. Toutefois, les lésions de la moelle dans la paralysie générale s'observent souvent, et tous les travaux qui ont porté sur cette question concluent à la fréquence des lésions dans les parties postéro-latérales et postérieures de la moelle, à l'exclusion des cordons antérieurs. Telle était aussi la disposition topographique dans les cas que nous avons étudiés et dont nous donnons les reproductions ci-jointes.

Le faisceau pyramidal antérieur est rarement atteint et, dans le cordon latéral, le faisceau pyramidal croisé constitue la zone la plus touchée ; mais les lésions ne sont pas limitées à son territoire et ne donnent pas franchement l'apparence des lésions par dég nération d'origine cérébrale. D'après Sibelius, les altérations de la région pyramidale augmenteraient de bas en haut, et ce fait est analogue à celui que nous avons signalé dans certaines scléroses combinées, tabétiques ou spasmodiques (par exemple dans le cas de Babinski et Charrin). L'intensité des lésions est du

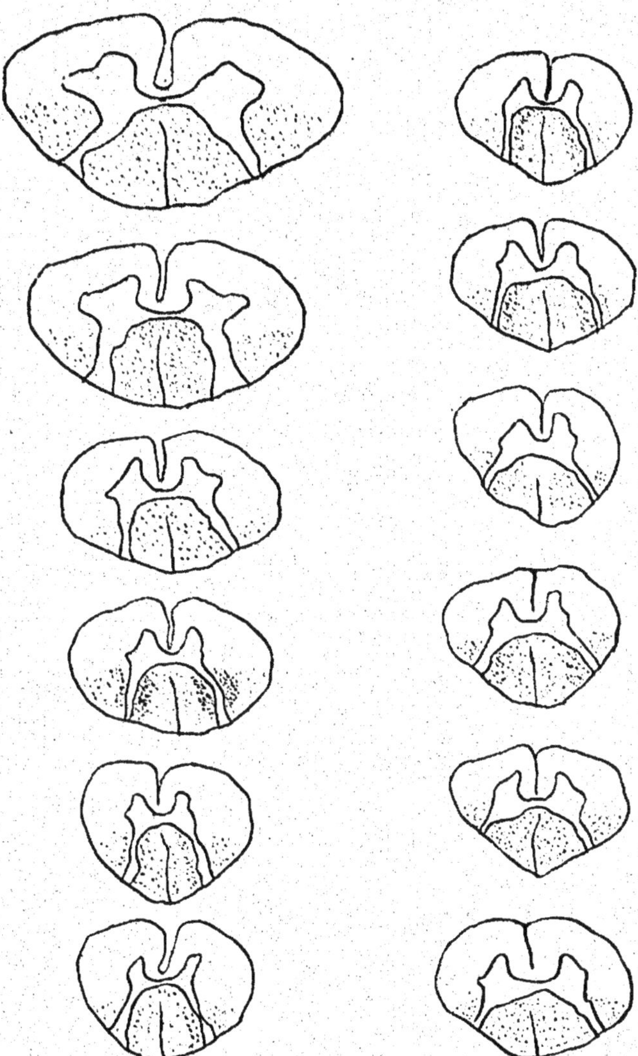

Fig. 6. — Fall. : Paralysie générale (Bicêtre). Coloration de Marchi. — La série
de dessins représente les coupes de la moelle au niveau des 7e et 8e cervicales, 1re, 4e, 7e, 8e, 9e, 11e et 12e dorsales, 1re, 2e et 3e lombaires.
On constate la présence de corps granuleux dans les cordons postérieurs
et latéraux dans toutes ces coupes; mais les corps granuleux sont particulièrement abondants dans la région dorsale, et surtout dans la zone
qui avoisine les racines postérieures. Il y a donc là des lésions combinées
en évolution.

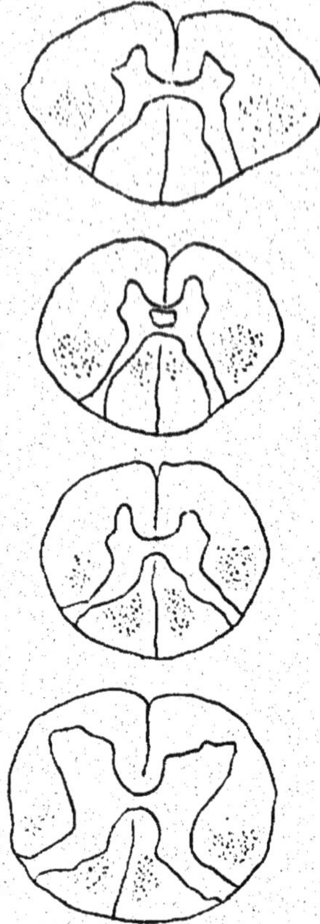

Fig. 7. — Vic.., Paralysie générale (Bicêtre). Coloration de Marchi. — On constate la présence de corps granuleux au centre des cordons postérieurs et latéraux. Il s'agit là vraisemblablement de dégénérations systématiques. On constate dans la deuxième coupe l'existence d'une dilatation du canal épendymaire qui semble témoigner d'un trouble dans la circulation lymphatique.

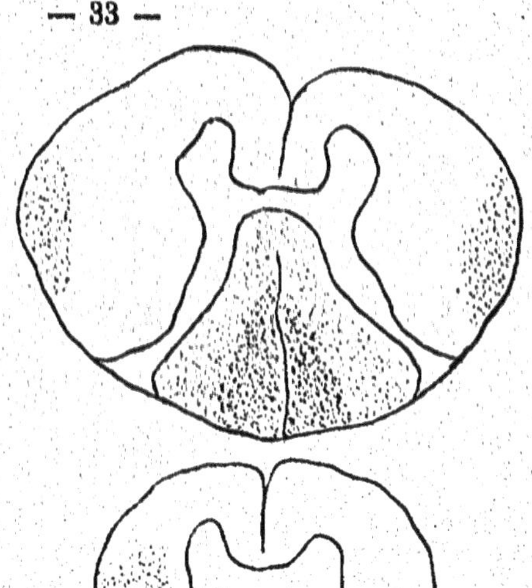

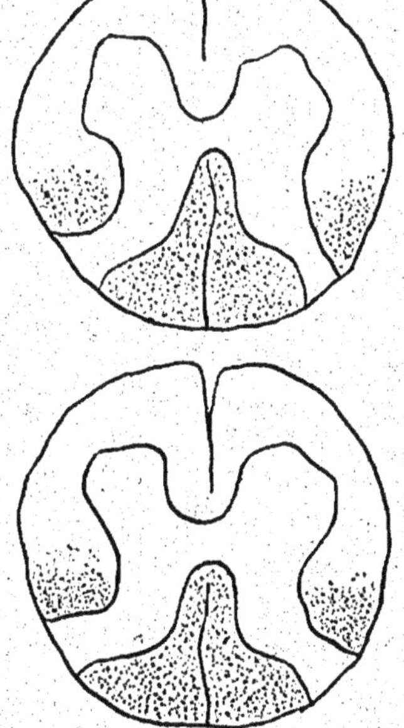

Fig. 8. — Philip... Paralysie générale (Bicêtre). Coloration de Marchi. — Dans la partie supérieure de la moelle, on constatait l'existence de lésions combinées ; les corps granuleux sont très abondants dans les cordons postérieurs et particulièrement dans le cordon de Goll; on en trouve également en abondance à la périphérie des cordons latéraux. Dans le reste de la moelle, jusqu'à la région lombaire, on trouve des corps granuleux répartis également dans toute l'étendue des cordons postérieurs et occupant, dans les cordons latéraux, la région préa-pexienne.

rosto maxima, suivant Klippel, au niveau de la région cervicale et dorsale. L'on peut rapprocher ce fait de ceux que j'étudierai plus tard dans les anémies où la sclérose combinée est maxima à la région dorsale. Toutes ces lésions ne peuvent pas être expliquées exclusivement par les dégénérations descendantes.

Les lésions des cordons postérieurs rappellent celles du tabes. Dans leurs observations, Joffroy et Rabaud insistent cependant sur les différences qui les séparent. Ils opposent à la systématisation du tabes la discontinuité, la diffusion et l'irrégularité de la sclérose, l'intégrité relative des racines postérieures, l'épaississement pie-mérien et vasculaire qu'on observe dans la paralysie générale (1). De nombreux auteurs admettent, au contraire, l'identité de nature des deux maladies et de leurs lésions.

Je rappellerai ici encore la communication de P. Marie et de Guillain sur la théorie lymphatique du tabes et sur le rôle de la méningite postérieure spinale dans la production des lésions tabétiques. La théorie de Pierre Marie et Guillain rejette donc, du moins, pour un certain nombre de cas, l'idée d'une systématisation étroite, et cette manière de voir ne s'oppose donc plus à un rapprochement entre les lésions spinales de la paralysie générale et celles du tabes.

J'ai recherché, sur les moelles des paralytiques généraux de Bicêtre, l'épaississement de la méninge postérieure, avec aspect de tartine de beurre sur lequel Pierre Marie a appelé l'attention dans les moelles des tabétiques.

Sur 18 moelles que j'ai pu observer macroscopiquement 9 présentent une méningite postérieure modérée ou considérable, 4 présentent un léger épaississement méningé, 5 ne présentent aucune altération de la méninge spinale postérieure.

Il est donc probable que les lésions méningées peuvent jouer un rôle dans la production des lésions spinales de la paralysie générale. Telle est aussi l'opinion de Sibelius.

Enfin la stase lymphatique semble aussi démontrée par la dilatation du canal épendymaire qui existe dans un de mes cas (fig. 7) et dans un cas publié par MM. Joffroy et Gombault (*Revue Neurologique*, 30 septembre 1903.)

(1) Non, à ce point de vue, l'observation de Joffroy et Rabaud (*Revue neurologique*, novembre 1903) fait exception à cette règle.

Pour conclure, si l'on se reporte au rapport de Klippel, on peut voir qu'il reconnaît comme origine aux lésions spinales : 1° les localisations primitives de la maladie de la moelle (lésions des cornes antérieures, lésions des cornes postérieures, cellules des cordons) ; 2° les dégénérescences secondaires à l'encéphalite. Je pense qu'il faut aussi reconnaître comme origine probable, dans un certain nombre de cas, les altérations de la méninge et du système lymphatique postérieur de la moelle.

SYMPTOMATOLOGIE

J'ai examiné cliniquement à ce point de vue 70 paralytiques généraux des services de MM. Féré et Seglas, aux mois de février et mars 1903. J'ai recherché par l'examen objectif et par l'interrogatoire si l'on pouvait trouver chez eux l'existence des signes de lésions des cordons latéraux.

J'ai recherché systématiquement chez tous les malades les signes de tabes : douleurs, troubles sphinctériens, troubles laryngés, signe de Westphal, état des réflexes achilléens, signe de Romberg, état de la démarche.

J'ai, d'autre part, recherché les signes des lésions des cordons latéraux : paralysie, exagération des réflexes rotuliens, clonus du pied, signe de Babinski, et chez un certain nombre de malades, le phénomène de Strümpell.

En ce qui concerne les signes de tabes, je les ai rencontrés sur 19 de mes 70 malades, soit dans 27 p. 100 des cas. (Voir, plus loin, observations résumées de paralytiques généraux).

La proportion des paralytiques généraux présentant des phénomènes tabétiques est donc élevée, puisqu'elle monte à 27 p. 100 des cas. Cependant il est à remarquer que rarement l'on a affaire à une incoordination véritable, et même quand les malades ont des troubles de démarche, ils sont différents des tabétiques vulgaires : leur démarche est lourde, titubante, sans véritable lancement de jambe. De plus, comme me l'a fait remarquer M. le docteur Dupré, on peut observer, chez certains malades ayant perdu les réflexes tendineux des membres inférieurs, l'exagération des réflexes tendineux du poignet ou de l'olécrâne. J'ai noté cette exagération chez cinq des malades dont on trouvera plus loin les observations (Bouch., Hynd, Has., Kass., Mouri), soit dans une proportion de 5 à 16 chez les malades ayant perdu les réflexes rotuliens.

Bien moindre est la proportion des paralytiques généraux qui présentent des signes de lésions du système pyramidal : 9 seulement sur 70 présentent à des degrés divers des signes de lésions pyramidales : soit 13 p. 100. (Voir les observations résumées.)

Dans les 9 dernières observations, je trouve 5 fois le signe de Babinski, 2 fois le clonus du pied, 2 fois le phénomène de Strümpell. Je n'ai pas cru devoir tenir compte, pour le diagnostic des lésions des cordons latéraux, des cas où les réflexes rotuliens étaient seulement forts ou un peu exagérés.

Il ressort donc de ces dernières observations que les cas où les lésions pyramidales peuvent être diagnostiquées cliniquement sont rares et en particulier que le signe de Babinski est peu fréquent, puisqu'on ne le rencontre que 5 fois sur 70 malades, soit 7 p. 100 des cas.

Cette rareté du signe de Babinski va à l'encontre des résultats de Charuel, dont les conclusions sont : « On trouve fréquemment le phénomène des orteils dans la forme motrice de la paralysie générale ; il est parfois le seul signe permettant de déceler l'altération du faisceau moteur volontaire dans des cas de scléroses combinées. » Au contraire, les résultats des recherches d'Ardin-Delteil et Rouvière sur le signe de Babinski dans la paralysie générale (1) se rapprochent plutôt des miens : ces auteurs ne l'ont trouvé que sept fois sur 35 malades observés.

Il paraît donc difficile, à mon avis, de déceler les lésions des cordons latéraux dans la paralysie générale et, quoique j'aie dans 27 p. 100 de ces signes cliniques, le diagnostic des scléroses combinées sera donc fait rarement. Il faudra se demander, d'autre part, dans quelle mesure on pourra prédire, à coup sûr, l'existence des lésions combinées, dans quelle mesure le diagnostic sera vérifié par l'autopsie. Le signe de Babinski pourra être produit en effet par des lésions encéphaliques du système pyramidal et non par des lésions spinales. A cet égard, mes renseignements

____
(1) *Revue neurologique*, 15 novembre 1900.

sont insuffisants : je n'ai fait que cinq autopsies parmi les 70 malades que j'avais examinés cliniquement. Dans un seul des cas, j'avais suspecté des lésions spinales; il s'agit du cas de Ger..., qui présentait l'extension des orteils ; l'examen de la moelle n'a pas révélé de lésions appréciables (le signe de Babinski était peut-être lié à des lésions d'encéphalite). Dans les quatre autres autopsies, je n'avais suspecté aucune lésion de la moelle, et la moelle n'a présenté en effet aucune lésion.

En résumé, mes recherches sur les scléroses combinées dans la paralysie générale ont confirmé leur fréquence déjà signalée par de nombreux auteurs. Je me suis efforcé, avec la technique d'investigation clinique actuelle, de faire ce diagnostic cliniquement, et je termine ce travail convaincu de cette difficulté. Autant le diagnostic des scléroses combinées tabétiques semble précis actuellement, autant le diagnostic des scléroses combinées de la paralysie générale reste difficile.

CHAPITRE III

SCLÉROSES COMBINÉES SPASMODIQUES

§ 1. — Symptomatologie.

Cette classe de scléroses combinées est la plus anciennement
connue. C'est dans ce groupe que doivent être rangés la plupart
des cas publiés : ceux de Westphal, ceux de Babinski et Charrin,
de Raymond, de Prévost, de Ballet et Minot, de Buck et de Moor,
de Massalongo (1), Babesiu, Strümpell, Déjerine, etc...

Le caractère fondamental de cette forme est la spasticité des
membres inférieurs, associée, dans le plus grand nombre des cas,
à des phénomènes ataxiques. Cependant, dans un certain nombre
de cas, l'ataxie fait défaut : on ne trouve alors qu'une paraplégie
spasmodique. Parfois, non seulement il y a association de paraplégie
spasmodique et d'incoordination, mais encore on observe quelques
troubles cérébelleux. On conçoit donc que dans ce groupe on
puisse distinguer encore plusieurs aspects morbides.

Ces aspects cliniques peuvent être nombreux et, entre eux, il n'y
a souvent que des différences faites de nuances. Aussi la distinction de ces variétés ne peut être que schématique ; nous allons
tenter de l'esquisser.

1° **Association des signes du tabes vulgaire et des symptômes spasmodiques.** — Les malades de cette catégorie apparaissent, à un

(1) Massalongo Roberto, récapitulant tous les cas connus jusqu'à lui,
trouve, sur 33 observations, 20 cas de scléroses combinées spasmodiques.

examen objectif, comme des tabétiques vulgaires. Ils se plaignent de douleurs fulgurantes, de troubles vésicaux et génitaux ; on les examine : ils ont le signe de Romberg, le signe de Robertson, la démarche ataxique. La percussion des tendons rotuliens montre des réflexes conservés ou exagérés, la trépidation épileptoïde, de la contracture, le phénomène des orteils. Il s'agit donc là de tabes avec simple conservation des réflexes ou de tabes avec paraplégie spasmodique (paraplégie ataxo-spasmodique de Brissaud).

Quand on se trouve en présence d'un tabes avec paraplégie spasmodique, le diagnostic de sclérose combinée s'impose : il n'y a pas lieu à discussion. On sait, en effet, depuis Westphal et Zacher, que la paraplégie spasmodique peut survenir dans le tabes quand les lésions ont respecté le renflement lombaire, et qu'au contraire le tabes et la paraplégie restent flasques, quand cette région, ainsi que les zones radiculaires des cordons postérieurs, sont atteintes par la dégénérescence.

Je citerai ici l'observation rapportée par M. Déjerine. Il s'agissait d'un malade présentant le signe de Romberg, le signe de Robertson, de l'incoordination motrice, la démarche ataxique, se plaignant de douleurs fulgurantes et de crises gastriques, et présentant en outre de la faiblesse des membres inférieurs avec contractures et exagération des réflexes tendineux.

Les observations de ce genre peuvent être assez fréquemment rencontrées.

Reste à discuter la question des tabes avec conservation des réflexes rotuliens, que quelques auteurs ont considérés comme des scléroses combinées. Je ne crois pas qu'il y ait là une raison clinique suffisante pour faire ce diagnostic ; j'ai observé plusieurs malades de Bicêtre réalisant cet aspect clinique : Alexandre Georg..., malade de 68 ans, présentant des signes de tabes indubitables : douleurs fulgurantes, atrophie papillaire, abolition des réflexes achilléens, pas de signe de Babinski, pas de signe de Strümpell ; un autre, Coma....., 61 ans, présentant des crises gastriques, des douleurs fulgurantes, le signe de Robertson, avec conservation des réflexes rotuliens et achilléens ; je puis citer encore l'observation d'un autre malade, Brun...., 49 ans, présentant des douleurs fulgurantes, des maux perforants, du ptosis, du signe de

Robertson. Chez ces trois malades, chez aucun des autres que j'ai pu examiner, je n'ai porté le diagnostic de sclérose combinée. Il s'agit peut-être là de tabes supérieurs, tabes bulbaires.

Nous possédons actuellement un signe d'une valeur capitale pour le diagnostic des lésions du faisceau pyramidal, le signe de Babinski, qui existe alors même qu'il n'y a pas de phénomène de spasticité ; je crois donc nécessaire de trouver ce signe dans un cas de tabes avec conservation des réflexes rotuliens pour qu'on puisse porter le diagnostic de sclérose combinée.

2° **Forme parético-amyotrophique.** — Cette forme, décrite par Pal, mentionnée aussi par Aulhorn et par Kattwinkel, revêt l'aspect de la sclérose latérale amyotrophique. Je n'ai pas eu l'occasion d'observer de fait de ce genre.

3° **Ataxic paraplegia de Gowers.** — Gowers a décrit, en 1886, un type clinique dans lequel sont mêlés des signes de paraplégie spasmodique et quelques symptômes d'ataxie, sans que toutefois on puisse dire que ces derniers soient des signes de tabes vulgaire.

Cette forme de sclérose combinée spasmodique ne paraît pas syphilitique : d'après Gowers, la syphilis y serait aussi rare qu'elle est fréquente dans le tabes vulgaire.

Les causes relevées par Gowers dans les antécédents de ses malades ont été le froid et le traumatisme. Le début de la maladie est lent et progressif; elle se révèle par des troubles de la marche; mais leur évolution est si lente qu'il peut s'écouler 7 ans, 11 ans, avant que le malade ne s'alite ; le malade se plaint de se fatiguer plus rapidement qu'auparavant: il se plaît à aller en voiture là où il allait autrefois à pied avec plaisir ; Gowers rapporte qu'un de ses malades, au début de son affection, remarquait la tendance qu'il avait à prendre des « two penny busses ». La caractéristique de la démarche est la paralysie et l'ataxie ; le malade éprouve une petite douleur profonde dans le dos, mais n'a pas de douleurs des jambes. Le signe de Romberg existe ; il y a exagération des réflexes rotuliens et clonus du pied. Le pouvoir sexuel est souvent aboli de bonne heure. Il existe des troubles sphinctériens, mais ils sont rarement considérables. Le réflexe lumineux est conservé. On peut observer de légers troubles de l'articulation. L'évolution est très longue, comme nous l'avons vu.

Gowers dit qu'il a observé des cas, rares il est vrai, intermédiaires entre ce tableau clinique et celui du tabes vulgaire.

Je rapporte plus loin une observation qui se rattache, je crois, au type de Gowers (Obs. XVII). On note dans cette observation l'exagération des réflexes rotuliens, des douleurs lombaires et des douleurs des membres inférieurs. Deux symptômes dominent : la paraplégie et l'ataxie. Je pense pouvoir ranger cette observation dans le type de Gowers.

Cependant, il convient de faire quelques réserves sur la valeur pathognomonique de ce syndrome « ataxic paraplegia » dans le diagnostic de la sclérose combinée. Ces réserves viennent du reste d'être exposées par Byrom Bramwell (1), qui rapporte deux observations d'ataxic paraplegia chez lesquelles se sont développées ultérieurement des symptômes de « disseminated sclerosis ».

Gowers donne comme lésions caractéristiques de cette forme clinique une sclérose combinée des cordons postérieurs et latéraux, surtout marquée à la région dorsale; la sclérose postérieure lui semble différente de celle du tabes, n'atteint pas les zones radiculaires; la dégénération des cordons latéraux est variable dans son siège et dans son étendue : elle n'est pas toujours systématisée au cordon pyramidal; le faisceau cérébelleux est souvent respecté.

Gowers, cherchant à différencier ce type clinique des affections similaires, s'arrête au diagnostic des myélites et pose ainsi les règles du diagnostic : les myélites ont une tendance régressive, alors que l'ataxie paraplegia a une tendance progressive.

4° Type ataxo-cérébello spasmodique. — A côté du malade dont j'ai rapporté l'observation dans le type Gowers, je dois placer un homme qui, en plus des signes d'ataxie paraplegia, présente un peu de titubation dans la marche et quelques troubles de la synergie musculaire qui lui donnent l'aspect d'un cérébelleux. Ce malade a donc un aspect assez semblable à celui des malades atteints de l'hérédo-ataxie cérébelleuse de Pierre Marie. Cependant, ce malade ne présente pas la démarche avec fauchement des jambes dont j'ai signalé l'existence dans le chapitre de la sclérose combinée tabétique. Enfin, chez lui, il n'existe aucune hérédité (Obs. XVIII).

(1) Byrom Bramwel, *Rev. of neur. and psych.*, décembre 1903.

L'observation de ce malade nous montre qu'il s'agit d'une paraplégie spasmodique avec ataxie, titubation ; de plus, dans les diverses manœuvres auxquelles j'ai soumis ce malade, en suivant la technique indiquée par Babinski (1), il m'a semblé qu'il présentait de l'asynergie cérébelleuse. Je pense donc que ce malade est atteint d'une sclérose combinée voisine du type de Gowers, mais en différant un peu par l'adjonction de troubles cérébelleux.

5° Type de paraplégie spasmodique (Strümpell, sclérose primitive des cordons latéraux de Dejerine et Sottas).

Dans cette forme, que je n'ai pas eu personnellement l'occasion d'observer, l'aspect clinique est celui d'une paraplégie spasmodique, lente et progressive, sans aucun signe de tabes associé. Le diagnostic clinique en est impossible.

Ce type clinique doit être comparé à la paralysie spinale spasmodique d'Erb, tabes dorsal spasmodique de Charcot. C'est, du reste, au tabes dorsal spasmodique que ressemblait le plus la malade du professeur Raymond. Dans un article récent (2), Erb rapproche ces faits de ceux qu'il a observés et ne croit pas qu'il s'agisse là de sclérose combinée : l'association des lésions des cordons postérieurs ne surviendrait qu'accessoirement dans la maladie.

6° Paraplégie spasmodique syphilitique. — Je rapporte plus loin une observation un peu succincte, mais dans laquelle le diagnostic de paraplégie syphilitique avait été porté et qui a été, à l'autopsie, une sclérose combinée (Obs. XIX).

D'après Erb, la paraplégie syphilitique qui porte son nom peut, dans un certain nombre de cas, être une sclérose combinée soit primitive et pure, soit liée à des lésions qui semblent accessoires et insignifiantes.

Je rappelle ici les principaux traits de la paraplégie syphilitique du type d'Erb.

On constate une tétrade symptomatique semblable à celle de la paralysie spinale spasmodique : *parésie, contracture, exagération des réflexes, signe de Babinski*, à laquelle s'adjoignent des troubles vésicaux et sensitifs. Ces symptômes débutent peu après l'infection

---

(1) BABINSKI, *Revue Neurologique* 30 novembre 1899.
(2) WILH. ERB, *Deuts. Zeitsch. f. Nerv.-heilk.*, Bd. 23, H. 5, 6, 1903.

syphilitique, d'après Oppenheim, par des douleurs du dos, de la nuque, de la région lombaire, et enfin l'évolution se fait par étapes. D'après Pierre Marie, la paralysie des fléchisseurs des membres inférieurs, l'impossibilité de maintenir les membres inférieurs dans l'abduction complète, les envies impérieuses et douloureuses d'uriner sont des particularités cliniques caractéristiques de cette affection (1).

§ 2. — Diagnostic des scléroses combinées spasmodiques.

Le diagnostic des scléroses combinées spasmodiques, comme on peut s'en rendre compte, est hérissé de difficultés, surtout quand il s'agit de ces derniers aspects de paraplégies spasmodiques. Je vais tenter d'en marquer les principaux traits.

La myélite transverse est caractérisée par une paraplégie plus complète, plus nettement localisée dans les membres inférieurs ; les douleurs ont le caractère pseudo-névralgique ; les troubles sphinctériens sont plus marqués que dans les scléroses combinées.

Je ne reviendrai sur l'hérédo-ataxie cérébelleuse que pour signaler l'existence d'une forme de sclérose combinée intermédiaire à la maladie de Friedreich et à l'hérédo-ataxie cérébelleuse (2).

La sclérose en plaques n'est vraiment difficile à reconnaître que dans sa forme spinale ; mais si on trouve associés aux signes de paraplégie spasmodique du tremblement, des troubles de la parole, du nystagmus, le diagnostic se confirmera ; enfin, la notion d'une infection antérieure (grippe, fièvre typhoïde, variole, etc.) sera aussi en faveur de ce diagnostic.

Pour conclure, le diagnostic de cette forme de sclérose combinée ne reste pas moins difficile. En effet, si l'on en excepte le premier type clinique, où les signes de tabes s'allient aux signes de la paraplégie spasmodique, les autres types donnent fréquemment lieu à la confusion. Nous ne possédons pas pour la forme spasmodique, cependant plus anciennement connue, la précision symptomatique qui existe dans la forme tabétique.

(1) PIERRE MARIE, Soc. méd. des hôp., 1902.
(2) SCHOENBORN, Deutsche Zeitschrift für Nervenheilkunde, 1900.

§ 3. — Anatomie pathologique.

Les lésions des scléroses combinées spasmodiques ne diffèrent pas [beaucoup de celles des scléroses combinées tabétiques, du moins quant à la nature. Nous avons déjà vu que, d'après la loi de Westphal-Zacher, la sclérose combinée du tabes reste flasque quand la lésion des cordons postérieurs a atteint la moelle lombaire et les zones radiculaires postérieures de is les sections correspondantes de la moelle. Il n'y a donc là qu'une différence de niveau dans les lésions, et *les processus invoqués par les auteurs pour expliquer ces lésions sont les mêmes que pour les scléroses combinées tabétiques.* J'en rapporte un exemple plus loin (Obs. XIX).

Mais dans ce groupe clinique des scléroses combinées spasmodiques, l'autopsie montre aussi d'autres processus que celui du tabes avec lésions combinées, nous pouvons avoir affaire à une sclérose combinée primitive des cordons postérieurs et latéraux, à une sclérose combinée diffuse vasculaire pseudo-systématique, ou enfin à une sclérose combinée systématique consécutive à une myélite transverse interstitielle. Je relaterai ici les principaux exemples de ces trois types anatomiques.

La sclérose combinée primitive des cordons postérieurs et latéraux est le 5e des types admis par Ballet et Minor ; il répond aux descriptions de Kahler et Pick et de Damaschino. Plus récemment, Dejerine et Sottas ont observé une dégénérescence atrophique des tubes nerveux occupant dans les cordons latéraux le territoire pyramidal presque exclusivement et s'accompagnant de légères altérations du cordon de Goll. Elle était indépendante de toute lésion méningée, vasculaire, et de toute atrophie cellulaire. Strümpell a observé des scléroses combinées primitives portant sur le cordon de Goll et le faisceau cérébelleux direct. Ce substratum anatomique, nous l'avons vu, est contesté par Erb.

Viennent ensuite *les scléroses combinées diffuses, d'origine vasculaire,* qui répondent aussi à un des types de Ballet et Minor et dans lesquelles se rangent les cas de Babeslu et celui de Ballet et Minor. Les lésions scléreuses développées autour des vaisseaux peuvent fort bien simuler l'aspect anatomo-pathologique des sclé-

roses combinées systématiques. « En effet, les artérioles dépendant
du système postérieur présentent cette particularité d'irriguer d'une
façon à peu près exclusive les cordons postérieurs et la partie postérieure des cordons antéro-latéraux. On sait que les grosses branches
de ce système sont constituées, pour chaque côté, par les artères
spinales postérieures interne et externe; quant aux branches intra-

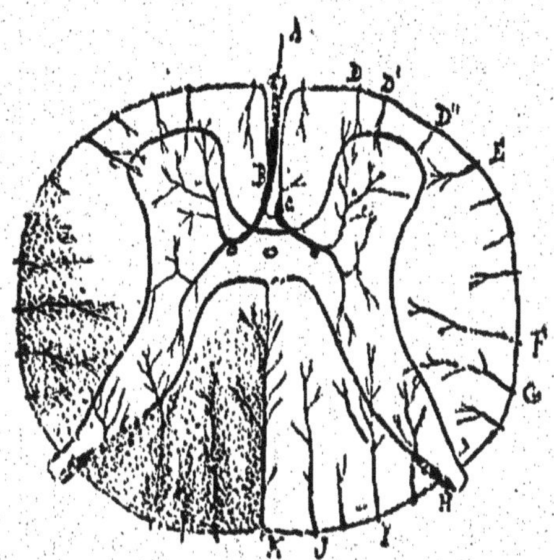

Fig. 9. — Schéma destiné à montrer le rôle des lésions vasculaires
dans la production de certaines scléroses combinées (1).

E, F, G, artères latérales, antérieure, moyenne, postérieure ; — H, artère radiculaire
postérieure ; — I, artère de la corne postérieure ; — J, artère inter-funiculaire ; —
K, artère du sillon postérieur. — Du côté gauche de la figure on a tracé autour de chacune des artères du cordon postérieur et de la partie périphérique et postérieure du
cordon latéral dépendant du système de l'artère spinale postérieure, des traînées de
sclérose (pointillé) ; la zone scléreuse ainsi obtenue répond bien à celle qui s'observe
dans les scléroses combinées d'origine vasculaire.

médullaires provenant de ces troncs, on en distingue un certain
nombre. L'artère du sillon postérieur et l'artère inter-funiculaire
située dans le sillon paramédian qui sépare le cordon de Goll du
cordon de Burdach, peuvent, par leur altération, déterminer des
lésions scléreuses simulant parfaitement la dégénération du cordon

(1) Ce schéma emprunté au *Traité de médecine* de Charcot-Bouchard est
dû à l'obligeance de MM. Masson et Cⁱᵉ.

de Goll et la partie interne du cordon de Burdach. D'autre part, l'altération périvasculaire siégeant sur le territoire de l'artère radiculaire postérieure et de l'artère de la corne postérieure amènera une dégénération dans les parties moyenne et externe du cordon de Burdach. Voilà pour le cordon postérieur; quant au cordon latéral, il peut être le siège de lésions analogues se produisant au voisinage des artères latérales postérieure, moyenne et antérieure. Par suite même de la disposition de ces artères, on remarquera que celles-ci ayant un plus grand développement dans la partie postérieure du faisceau latéral, les lésions scléreuses périvasculaires devront, par cela même, être plus intenses dans cette portion des cordons latéraux et pénétrer plus profondément dans ceux-ci, donnant ainsi l'illusion d'une sclérose du faisceau pyramidal, tandis que les lésions qui se produisent autour des artères latérales antérieures, pénétrant moins avant dans la substance blanche, resteront superficielles, marginales et sembleront ainsi atteindre à peu près exclusivement le territoire du faisceau cérébelleux direct. Enfin, dans certains cas, le système antérieur pourra être également atteint; la sclérose marginale déterminée de la sorte occupera alors toute la périphérie du cordon antéro-latéral et du cordon antérieur, et l'on pourra croire que le cordon de Turck et de Gowers participent à l'altération des autres faisceaux de la substance blanche (Pierre Marie).

Enfin, les scléroses combinées spasmodiques peuvent être des *myélites systématiques consécutives à des myélites transverses interstitielles.* Ballet et Minor classent dans ce groupe les cas de Julliard et de Pierret et la 4ᵉ observation de Westphal.

On s'explique qu'une lésion transverse de la moelle puisse provoquer au-dessous d'elle des dégénérations descendantes des faisceaux pyramidaux et au-dessus des lésions des cordons postérieurs, et il peut se faire que ces lésions des cordons latéraux soient combinées sur une certaine étendue.

C'est ainsi que Nageotte rapporte un cas de myélite transverse (1) accompagnée de lésions des nerfs radiculaires, lombaires et sacrés et d'une lésion circonscrite des lobes frontaux de chaque côté. Les

(1) Nageotte, *Revue neurologique*, 15 janvier 1902.

coupes de la moelle montrent une sclérose combinée de la région sarco-lombaire constituée par la dégénérescence des faisceaux pyramidaux, consécutive à la myélite, et par la dégénérescence des cordons postérieurs consécutive à la névrite radiculaire.

Mais la combinaison des lésions sur une certaine étendue, à distance de la myélite transverse, peut reconnaître d'autres causes que la coexistence d'une névrite radiculaire. Il est probable que là aussi les troubles de la circulation lymphatique et l'histolymphite jouent un rôle. J'ai pu rassembler un certain nombre de faits où une compression de la moelle par mal de Pott provoquait des dégénérations combinées sur une certaine hauteur, liées même dans un cas à l'existence d'une cavité médullaire. J'ai pu observer les mêmes dégénérations combinées dans un cas de coup de couteau dans la moelle sur une certaine étendue (Observations inédites).

Nous retrouvons cette même disposition combinée des lésions postérieures et latérales dans les deux cas de myélite aiguë transverse au cours d'une carcinose de la moelle, que viennent de publier MM. Ballet et Laignel-Lavastine (1).

Nous voyons que par un processus analogue les lésions transverses de la moelle peuvent provoquer, souvent par stase lymphatique, des scléroses combinées de la moelle à distance du foyer de myélite. Aussi la myélite transverse syphilitique peut-elle être le point de départ de myélite systématique des cordons latéraux et postérieurs. J'ai pu observer ces lésions dans les coupes histologiques mises à ma disposition par M. Pierre Marie. J'en rapporte deux exemples complétement (Voir obs. XX et XXI). Et l'on peut faire entrer dans ce groupe de myélites systématiques consécutives à une myélite transverse un grand nombre de myélites syphilitiques et les considérer comme scléroses combinées.

Dans ces cas, on constate sur une certaine zone, en effet, l'existence d'une sclérose combinée, mais l'étude de la moelle au-dessus du foyer montre seulement une dégénération ascendante dans le cordon de Goll ; l'étude de la moelle au-dessous du foyer montre une dégénération descendante ; je ne crois donc pas qu'on puisse considérer tous ces faits de myélite transverse comme des scléroses

____

(1) *Revue neurologique*, 15 décembre 1903.

combinées, et il convient d'être circonspect dans ces diagnostics de scléroses combinées.

En résumé, on peut observer dans les scléroses combinées spasmodiques, en dehors des processus constatés déjà dans les scléroses combinées tabétiques, une sclérose combinée primitive, des scléroses combinées diffuses d'origine vasculaire et enfin des scléroses combinées systématiques, consécutives à une myélite transverse interstitielle.

CHAPITRE IV

SCLÉROSES COMBINÉES CHEZ LES VIEILLARDS

Au cours de mes recherches sur les scléroses combinées spasmodiques, j'ai pu à l'hospice de Bicêtre, avec l'aide et la bienveillance de M. Pierre Marie, constater chez un certain nombre de vieillards la présence d'une paraplégie spasmodique, associée chez quelques-uns d'entre eux à une démarche cérébelleuse et incoordonnée. L'aspect clinique que présentaient les malades ne nous paraissait répondre à aucun des types morbides connus, et nous avons cherché à le déterminer, en comparant les malades les uns aux autres et en les comparant aussi aux paraplégies spasmodiques, aux cérébelleux et aux tabétiques.

C'est ainsi que nous avons pu trouver chez les malades un certain nombre de caractères communs, sans que toutefois l'aspect clinique fût le même chez chacun d'eux ; nous avons été amenés ensuite à les ranger en plusieurs types cliniques en les comparant à des maladies déjà décrites.

Le premier malade est atteint d'une parésie spasmodique (Obs. XXII). Chez ce malade, il est survenu sans causes appréciables une paraplégie très légère à évolution lente et progressive, avec conservation des réflexes rotuliens et signe de Babinski d'un côté. Il n'existe pas de symptômes de tabes : ni douleurs fulgurantes, ni troubles sphinctériens, ni signe de Romberg ; on constate chez ce malade un tremblement de nature indéterminée. En résumé, on peut classer ce malade sous la rubrique suivante : « *Parésie spasmodique chez un vieillard.* »

On peut également ranger dans la même catégorie un autre malade, qui non seulement présente une parésie spasmodique, comme le précédent, mais encore est porteur de symptômes tabétiformes (Obs. XXIII). Ce malade, atteint comme le précédent, depuis 9 ans, d'une parésie spasmodique progressive des membres inférieurs, ne présente pas de signes de tabes, à proprement parler. Cependant, sa démarche n'est pas celle d'un parétique spasmodique : il lance légèrement la jambe gauche et talonne un peu de ce même côté. On peut remarquer chez lui un trouble de l'articulation des mots qui existe depuis 7 ans environ, et qui se retrouvera chez d'autres malades : c'est une *paraplégie ataxo-spasmodique chez un vieillard.*

Nous avons rangé dans un dernier groupe deux malades qui, à côté des signes d'une parésie spasmodique, présentent quelques symptômes cérébelleux.

Le premier malade auquel nous faisons allusion (Obs. XXIV), a une démarche légèrement spasmodique, mais aussi titubante : elle rappelle celle de certains malades atteints de sclérose en plaques. Le début a été tardif, sans causes appréciables, et l'évolution a été progressive.

Enfin, la dernière observation nous paraît aussi devoir être classée parmi les parésies à la fois spasmodiques et cérébelleuses (Obs. XXV). Ce malade présente donc une démarche spasmodique talonnante et titubante, un tremblement des membres supérieurs un peu semblable à celui de la sclérose en plaques, quelques troubles de la parole. Nous avons tout lieu de dire qu'il est autant cérébelleux que spasmodique. D'autre part, les douleurs des membres inférieurs, le signe de Romberg, la faiblesse des réflexes lumineux, les troubles urinaires me portent à le considérer comme un ataxique : il présente donc comme le précédent un *syndrome ataxo-cérébello-spasmodique.* (Le début de son affection est assez curieux à noter. Il semble bien qu'il ait été provoqué par une affection intestinale avec diarrhée, qui serait survenue vers l'âge de 5o ans.)

Si l'on cherche à dégager de l'ensemble de ces observations des caractères communs, on voit qu'il est impossible d'en tirer un seul type clinique, il semble que l'on ait affaire à une série de types voisins les uns des autres : *type paréto-spasmodique,* auquel appartient notre premier malade; *type ataxo-spasmodique*, caractérisé par l'adjonction de quelques signes de tabes aux signes de la parésie spasmodique. Dans cette catégorie se range le deuxième malade. Enfin, mes deux derniers malades semblent appartenir à un type *ataxo-cérébello-spasmodique*.

Malgré les nuances qui séparent ces types cliniques, il n'en est pas moins possible de leur reconnaître quelques caractères communs. Le premier de ces caractères est le début à un âge avancé, qui est, pour cinq malades, de 50, 52, 60 et 69 ans. L'évolution, dans tous les cas, a été lente et progressive. Chez nos quatre malades, l'affection dure respectivement depuis 2 ans, 6 ans, 9 ans et 15 ans. — La syphilis n'est avérée dans aucun cas, elle est possible ou probable chez l'un des cinq malades; elle est peu vraisemblable chez les quatre autres.

Des troubles de la parole ont été constatés chez deux de mes malades. Dans les deux cas la parole est spasmodique ; chez l'un d'eux, elle donne l'impression d'une dysarthrie; chez l'autre elle est plutôt zézayante.

Les troubles moteurs sont restés limités aux membres inférieurs; cependant, dans l'un des cas, il existait un tremblement intentionnel des membres supérieurs, un peu analogue à celui de la sclérose en plaques.

A propos de ces malades, j'ai recherché dans la littérature médicale s'il existait une description clinique de laquelle je puisse rapprocher la symptomatologie que je viens de décrire. Mes recherches sur ce point m'ont donné les résultats suivants :

Demange (1), en 1884, a décrit sous le nom de *contracture tabétique progressive* une affection observée par lui chez les vieillards athéromateux. Cette affection survient à un âge avancé (dans le cas de Demange, elle était survenue progressivement chez des femmes entrées déjà depuis quelque temps à l'hospice pour leur vieillesse). La marche devient plus difficile, les jambes plus raides et plus lourdes et petit à petit la contracture s'établit. Au début, les réflexes tendineux sont exagérés, plus tard ils reparaissent. La sensibilité

(1) Demange, *Revue de Médecine*, 1884-1885.

est intacte ; il n'y a pas de troubles des sphincters. L'évolution de la maladie est subaiguë, et la mort survient en quelques mois. Demange a basé sa description clinique sur quatre observations dont je ne donne point ici le détail ; mais qui peuvent se résumer dans le tableau clinique que j'ai exposé. Ces quatre observations ont été suivies d'autopsie, et Demange a pu superposer à un tableau clinique commun un substratum anatomique commun. Les lésions rencontrées ont été exclusivement médullaires, « l'encéphale a toujours été absolument hors de cause ». La lésion consistait « dans une sclérose diffuse et disséminée de la moelle, d'origine vasculaire, plus spécialement limitée aux faisceaux blancs, mais pouvant intéresser la substance grise et simulant la sclérose combinée systématique ».

Le processus initial de cette sclérose est, suivant l'auteur, l'athérome de vaisseaux de la moelle. Toutefois, les troubles paralytiques des vieillards athéromateux ne sont pas toujours liés aux lésions spinales, et les lésions des vaisseaux de l'encéphale peuvent donner lieu à des symptômes qu'il faut distinguer de ceux de la contracture tabétique progressive. Et avant tout, il faut faire le diagnostic, suivant Demange, entre la contracture tabétique progressive et la contracture causée par une hémiplégie bilatérale ou encore celle causée par une hémiplégie « suivie de troubles secondaires dans les deux côtés du corps ». Dans les deux cas, dit Demange, le mode de début, les troubles cérébraux, la paralysie faciale plus ou moins persistante, la gêne dans la parole, et enfin la forme même et la marche de la contracture seront les éléments du diagnostic. Dans les cas où les bras et les jambes ont été atteints simultanément et non successivement, jamais, croyons-nous, la contracture n'acquiert le degré excessif que nous avons observé chez nos malades.

Avant Demange, plusieurs auteurs avaient déjà mentionné le rôle possible de l'artériosclérose dans la production de certaines myélopathies. Nous rappellerons les observations de Letulle (1) et de H. Martin (2).

(1) Letulle, *Gazette médicale*, 1880.
(2) H. Martin, *Revue de médecine*, 1881.

Depuis les travaux de Demange, cette question était restée dans l'ombre, mais dans ces derniers temps, depuis le début de mes études sur les vieillards de Bicêtre, sont apparues plusieurs publications se rapportant dans une certaine mesure à ce même sujet.

Je fais allusion en premier lieu à la thèse de Reverchon (1) et à la communication de Pic et Bonnamour (2). La thèse de Reverchon a été inspirée du reste par M. le professeur agrégé Pic.

Nous nous reporterons donc tout d'abord au tableau clinique décrit par Pic et Bonnamour. Ces auteurs désignent, sous le nom de « parésie spasmodique des vieillards athéromateux », un ensemble clinique caractérisé par une démarche pariéto-spasmodique avec contracture, exagération des réflexes rotuliens, trépidation épileptoïde et parfois signe de Babinski. Ces auteurs décrivent aussi dans ce tableau clinique un amoindrissement de l'intelligence, du rire et du pleurer, spasmodique de la dysarthrie, quelquefois de petits ictus. Il semble donc que leur description clinique soit complexe et doive être assimilée en partie au syndrome décrit par P. Marie et Ferrand et caractérisée anatomiquement par l'état lacunaire du cerveau. Du reste, à l'autopsie de leurs malades, Pic et Bonnamour ont constaté l'existence de *lacunes de désintégration cérébrale*. Mais, d'autre part, les lésions médullaires étaient évidentes et siégeaient dans les cordons postérieurs, et latéraux sans lésions du cordon antérieur. Suivant ces auteurs, cette sclérose est liée à un épaississement de la pie-mère, semble commencer par le pourtour de la moelle et peut être due à l'altération des artères. La sclérose serait non systématique, mais pseudo-systématique. Pic et Bonnamour croient rationnel de dire que, dans leurs cas, la parésie spasmodique « *est fonction de la lésion médullaire et non de la lésion cérébrale* ».

Reverchon, dans sa thèse, développe les travaux de Pic et Bonnamour, tout particulièrement au point de vue clinique. Dans ses études anatomo-pathologiques, cet auteur a été forcé de se limiter à la description des lésions cérébrales, et il rattache le syndrome clinique aux lacunes de désintégration cérébrale. Ses conclusions

(1) Reverchon, Th. de Lyon, décembre 1902.
(2) Pic et Bonnamour, *Soc. méd. des Hôp. de Lyon*, 10 février 1903. *Revue de médecine*, 10 janvier 1904.

diffèrent donc totalement à ce point de vue de celles qu'ont amenées les recherches ultérieures de Pic et Bonnamour.

Vers la même époque William Hirsch (de New York) (1) a étudié les symptômes provoqués par l'artériosclérose de la moelle épinière. Ce sont, d'après cet auteur, des symptômes moteurs ou typiques, plutôt que des symptômes sensitifs, et il attribue cet aspect clinique à la prédominance des lésions sur la partie antérieure de la moelle qui est moins bien vascularisée que la partie postérieure. Cependant, il déclare que les lésions des cordons postérieurs ont été prédominantes; c'est ainsi que, sur huit observations publiées par lui, cinq ont donné un aspect clinique rappelant celui du tabes.

Ces cas sont les suivants :

Cas I. — 52 ans. Diminution progressive de la force musculaire et perte des réflexes rotuliens.

Cas II. — 64 ans. Faiblesse des membres inférieurs et abolition des réflexes rotuliens.

Cas III. — 48 ans. Faiblesse et tremblement des membres inférieurs. Perte du réflexe rotulien droit et diminution du réflexe rotulien gauche.

Cas IV. — Faiblesse musculaire et abolition des réflexes rotuliens.

Cas VI. — Malade de 65 ans, donnant l'apparence clinique du tabes associé à la paralysie générale.

Dans quelques cas, l'artério-sclérose spinale peut être associée à l'artério-sclérose cérébrale comme dans le cas VI. Enfin, parfois elle peut être si légère que les symptômes peuvent être confondus avec ceux des maladies fonctionnelles ou de la neurasthénie. L'artério-sclérose spinale peut être confondue à un stade plus avancé avec la sclérose en plaques, la myélite syphilitique et surtout le tabes. Elle sera reconnue aux caractères suivants : elle est liée souvent à d'autres manifestations de l'artério-sclérose, on ne trouve pas d'antécédents syphilitiques chez les malades, enfin on ne constate pas le signe de Robertson. Ces deux derniers caractères, sur lesquels insiste W. Hirsch, s'appellent l'un l'autre, comme l'ont

(1) W. Hirsch, Artériosclerosis of the spinal cord, *The Journal of nervous and mental diseases*, February, 1903.

— 55 —

montré Babinski et Charpentier (1). Ainsi donc on pourrait, d'après cet auteur, rapporter à l'artério-sclérose spinale un certain nombre de ces tabes sans syphilis. Enfin, dans un ouvrage récent, Homen mentionne à côté des lésions médullaires de l'anémie pernicieuse celles qui sont produites par la vieillesse.

Si j'ai rapporté ici les observations précédentes, c'est parce qu'elles m'ont semblé se rapprocher du tableau clinique de la sclérose combinée spasmodique et parce qu'elles se rapprochaient aussi des descriptions cliniques de Demange, de Pic et Bonnamour, de Hirsch, dans lesquelles les lésions ont parfois été des scléroses combinées pseudo-systématiques liées à l'artério-sclérose. Nous ne possédons actuellement aucun fait anatomique permettant de contrôler ou d'infirmer un diagnostic. Je me contenterai donc de dire que ces observations sont des exemples d'artério-sclérose spinale et que, dans le groupe de malades que j'ai examinés, plusieurs peuvent être avec vraisemblance considérés comme des cas de sclérose combinée sénile.

Enfin, je crois pouvoir rapprocher de ces lésions d'artério-sclérose de la moelle les dégénérations du cordon postérieur associées aux dégénérations du faisceau pyramidal, qu'on observe dans certaines hémiplégies du vieillard. Ces faits de dégénération des centres postérieurs consécutive à des lésions cérébrales ne sont pas extrêmement fréquents dans la littérature médicale.

Strümpell (2), Westphal (3) ont publié des observations dans lesquelles les lésions des cordons postérieurs se rencontraient à la partie supérieure de la moelle chez des sujets présentant des lésions cérébrales. Wallenberg (4) a rapporté une observation d'un cas semblable. Hösel et Flechsig (5) dans un cas de porencéphalie ont observé une dégénérescence descendante gagnant les noyaux de Goll et de Burdach et les cordons postérieurs.

(1) Babinski et Charpentier, Société de dermatologie et de syphiligraphie.
(2) Strumpell, Centralblatt f. die med. Wissen.
(3) Westphal, Ueber die Beziehungen der Lues zur Tabes dorsalis. Arch. f. Psych., Bd. XI, 1879.
(4) Wallenberg, Veranderungen der nervosen Centralorgane in einem alte von cerebrales Kinderlahmung.
(5) Hösel et Flechsig, Neurol. Centralblatt, 1890.

Schaffer (1) publie en 1881 l'observation d'un malade à l'autopsie duquel on trouva une gomme siégeant dans la moitié droite du pont de Varole ; dans la moelle, outre une sclérose du faisceau pyramidal, existaient des dégénérations secondaires descendantes fasciculées multiples, mais nulle part nettement systématisées.

Greiwe (2) a donné aussi un cas de dégénération secondaire des cordons postérieurs consécutive à une lésion du pédoncule. Il note dans son observation la dégénération du ruban de Reil, il dit que les noyaux de Goll et de Burdach étaient intacts ; dans la moelle il constate une dégénération considérable des deux cordons postérieurs.

Klippel et Durante (3) ont attiré l'attention sur l'existence des dégénérations des cordons postérieurs consécutives à des lésions en foyer de l'encéphale. Durante (4) a longuement étudié ces dégénérations rétrogrades.

Krauss (5), Oordt (6), Weidenhammer (7), à la suite de lésions au foyer du pont de Varole ; Denkler (8), Besold (9), Urzin (10), consécutivement à des lésions en foyer des noyaux gris centraux ou de

(1) Schaffer, Beitrag. zur lehre der secundären und multiplen Degenerationen. *Virchow's Arch.*, CXXXII.

(2) Greiwe, Ein solitärer Tuberkel in rechten Grosshirnshenkel beziehungsweise in der Haute mit Degeneration der Schliege. *Neurol. Centralbl.*, 1894.

(3) Klippel et Durante, Des dégénérations rétrogrades dans les nerfs périphériques et les centres nerveux. *Revue de Médecine*, 1895.

(4) Durante, Des dégénérescences secondaires du système nerveux. Dégénérescence wallérienne et dégénérescence rétrograde. Thèse de Paris, 1895. — Durante, Congrès de Moscou, 1897. — Durante, *Revue de neurologie*, 1898, p. 390.

(5) Krauss, Beitrag zur Path. des Tabes dorsalis. *Archiv für Psych.*, Bd. XXII.

(6) Oordt, De la paralysie apoplectiforme avec considérations spéciales de la paralysie de la déglutition et de l'hémianesthésie. *Deuts. Zeitsch. für Nervenheilkunde*, 1896.

(7) Weidenhammer, Zur Frage über secundäre Degender Herderkrankungen des Pons. *Neurol. Centralblatt*, 1897.

(8) Denker, Ein fall von Hydrocephalus und Hirntumor. *Deutsche Zeitsch. für Nervenheilk.*, 1895.

(9) Besold, Ueber zwei Fälle von Gehirntumoren bei zwei Geschwistern. *Deutsche Zeits. für Nervenheilk.*, 1896.

(10) Urzin, Ruckenmarksbefunde bei Hirntumoren. *Deuts. Zeitsch. für Nervenheilkunde*, 1897, XI.

l'écorce, ont signalé des dégénérations plus ou moins complètes des cordons postérieurs.

Klippel et Fernique (1), Fernique (2) disent que dans un grand nombre de cas la moelle des hémiplégiques présente au niveau des cordons postérieurs une dégénération nette limitée aux seuls cordons de Goll, très marquée à la région cervicale, existant encore à la région dorsale supérieure et disparaissant insensiblement au-dessous. Ces auteurs font remarquer que la sclérose postérieure, quand elle coïncide avec une dégénérescence du faisceau pyramidal croisé, avec une dégénérescence homolatérale, avec une dégénérescence du faisceau de Turck, donne à la moelle des hémiplégiques l'aspect d'une moelle atteinte de *sclérose combinée* d'une modalité très particulière. En effet, dit Fernique, la dégénérescence des cordons postérieurs est strictement et partout limitée aux cordons de Goll, la dégénérescence du faisceau pyramidal croisé s'oppose par un siège précis et des contours arrêtés à l'étendue et à la diffusion de la dégénérescence de l'autre côté de la moelle.

Pour appuyer leur interprétation d'une dégénération des cordons postérieurs consécutive à une lésion hémisphérique, Klippel et Durante se sont basés sur de nombreuses expériences faites par différents auteurs sur les animaux.

Tel est l'état actuel de cette question concernant les dégénérations secondaires du cordon postérieur consécutives à des lésions hémisphériques. Tous les auteurs s'accordent pour faire de cette dégénération une dégénération rétrograde.

Je dois à l'obligeance de MM. P. Marie et Guillain les résultats qui vont suivre et qui conduisent à des conclusions très différentes de celles de Klippel, Durante, Fernique, et nous croyons, quant à nous, qu'il faut envisager la dégénération des cordons postérieurs dans les lésions hémisphériques, dégénération en concomitance avec celle du faisceau pyramidal, à un tout autre point de vue.

Il convient de remarquer d'abord que, sur les coupes traitées

<hr>

(1) KLIPPEL et FERNIQUE, *Gazette hebdomadaire*, 1899.

(2) FERNIQUE, *Sur quelques particularités des dégénérescences spinales descendantes consécutives à une lésion hémisphérique.* Thèse de Paris, 1899.

avec la méthode de Marchi, on voit parfois, en cas de dégénération du faisceau pyramidal dans les cordons postérieurs, quelques corps granuleux, 5, 6 ou 7 sur toute une coupe. Ces corps granuleux siègent aussi bien dans le faisceau de Goll que dans le faisceau de Burdach, et ces quelques corps granuleux, lesquels d'ailleurs ne sont pas constants, proviennent bien du faisceau pyramidal. Sur certaines coupes du bulbe du niveau de l'entrecroisement, coupes traitées par la méthode de Marchi, on peut dans quelques cas voir que quelques fibres s'entrecroisant arrivent dans le territoire du faisceau pyramidal croisé, pénètrent à travers la corne postérieure à cet endroit très mince dans le cordon postérieur. Ce sont ces quelques fibres qui dégénèrent dans le cordon postérieur et donnent des corps granuleux avec la méthode de Marchi. Ces cinq, six ou huit fibres pyramidales sont les derniers vestiges d'une disposition existant dans la série animale, où l'on voit chez quelques espèces le faisceau pyramidal se rendre dans les cordons postérieurs. Ces quelques fibres pyramidales ont-elles une influence sur la sclérose des cordons de Goll signalée par les auteurs ? Pour nous, elles n'en ont aucun. D'abord, ces fibres pyramidales ne siègent pas exclusivement dans les cordons de Goll, ces fibres pyramidales ensuite sont en trop petit nombre et trop espacées les unes des autres pour que leur dégénération soit suivie de sclérose.

Quant à la sclérose des cordons de Goll signalée par les auteurs, elle est très réelle, on la constate très souvent sur les moelles des hémiplégiques en concomitance avec une dégénération du faisceau pyramidal ; mais loin de voir dans cette sclérose du cordon de Goll une dégénération rétrograde, il s'agit à notre avis d'une lésion sur place, d'une lésion médullaire quant à son origine et sans aucun rapport avec une dégénération du ruban de Reil, sans aucun rapport avec une lésion du noyau de Goll et de Burdach.

La sclérose des cordons de Goll, disons-nous, est indépendante de la lésion cérébrale. Jamais, en effet, dans les cas où existe cette sclérose des cordons de Goll, on ne peut constater une dégénération dans le ruban de Reil, jamais on ne constate de lésion des noyaux de Goll et de Burdach, et l'hypothèse de la dégénérescence rétrograde du faisceau sensitif ne nous paraît pas suffisamment établie.

Une autre objection que nous faisons à l'origine cérébrale de la sclérose des cordons de Goll est celle-ci : Comment comprendre qu'avec une lésion cérébrale unilatérale on puisse constater une lésion des deux cordons de Goll, même en admettant un processus de génération rétrograde? Cette bilatéralité des lésions dans la moelle plaide avec toute évidence contre l'origine cérébrale des lésions.

Par l'examen de nombreuses coupes P. Marie et Guillain ont acquis la conviction que cette sclérose des cordons postérieurs, quand elle existe, est d'origine médullaire et d'origine locale.

La sclérose des cordons de Goll existe parfois, elle est en général légère, elle se caractérise par une raréfaction des gaines de myéline, par une intensité de coloration moindre de ces gaines, les lésions les plus apparentes siégeant toujours sur les parties adjacentes au sillon postérieur.

La prolifération névroglique n'est jamais intense. Enfin, la sclérose se présente sous des aspects dissemblables aux différents niveaux de la moelle, on voit souvent qu'elle est accusée à la région cervicale inférieure, moins accusée à la région cervicale supérieure et à la région dorsale, ou bien le fait inverse se constate ; en un mot, elle ne suit pas une dégénération systématisée.

Tous ces caractères nous portent à croire qu'il s'agit là d'une lésion locale, et pour nous cette lésion dépend d'une circulation défectueuse locale, d'une altération des vaisseaux du cordon postérieur et surtout de l'artère du sillon postérieur et des artères adjacentes. C'est surtout dans les moelles des vieillards que l'on constate la sclérose des cordons postérieurs, chez ces individus scléreux qui présentent des lésions vasculaires généralisées; la sclérose des cordons postérieurs n'est pas proportionnelle à la dégénération des faisceaux pyramidaux, elle évolue indépendante de cette dernière. Mais, dira-t-on, pourquoi, si la sclérose des cordons postérieurs est une lésion due à l'artério-sclérose, à des troubles de circulation, cette sclérose se voit-elle surtout dans les cordons postérieurs? Nous pourrons répondre d'abord que, bien souvent, on voit des lésions légères de sclérose ailleurs que dans les cordons de Goll, en particulier dans la zone marginale de la moelle des vieillards; nous savons aussi que la moelle des vieillards et d'ailleurs tout leur névraxe subissent un processus d'atrophie. On peut répondre encore que l'on connaît dans l'organisme la prédilection des lésions artérielles pour certaines artères à l'exclusion des autres ; or les vaisseaux du sillon postérieur nous paraissent être des vaisseaux plus fréquemment atteints de périartérite et d'endoartérite que les autres. Dans la moelle, les vaisseaux des gaines lymphatiques périvasculaires peuvent présenter les lésions et contribuer aux lésions secondaires de la paroi de l'artère, or nous savons que la circulation lymphatique du cordon postérieur est indépendante de la circulation lymphatique du cordon latéral (1). Indépendance dans la circulation lymphatique, dans la circulation des liquides nourriciers, prédispositions spéciales aux lésions scléreuses de l'artère du sillon postérieur, telles nous paraissent être les raisons de la sclérose des cordons de Goll, que l'on constate souvent dans la moelle des vieillards, dans la moelle des hémiplégiques âgés en concomitance alors avec une lésion du faisceau pyramidal.

Nous sommes donc amenés à cette conclusion que les lésions combinées que l'on observe chez les hémiplégiques sont de même ordre que celles que nous avons mentionnées plus haut et nous permettent de mieux comprendre les scléroses combinées des vieillards. Les unes et les autres nous paraissent être des lésions chroniques sous la dépendance de l'angio-sclérose.

Diagnostic.

Avant d'arriver à cette conclusion, qu'il s'agit là d'une affection spéciale et mal connue, j'ai écarté plusieurs diagnostics.

L'état lacunaire du cerveau ne paraît pas devoir être pris en considération chez mes malades. Aucun d'eux n'a présenté d'ictus. Chez eux, je n'ai jamais constaté la marche à petits pas. Leur état mental ne laisse rien à désirer ; ils n'ont ni rire ni pleurer spasmodiques.

(1) Georges Guillain, La circulation de la lymphe dans la moelle épinière. *Société de neurologie de Paris*, novembre 1899. *Revue neurologique*, 15 décembre 1899.

L'astasie-abasie a pu être discutée chez un malade (Obs. XXIII); je ne pense pas cependant que ce diagnostic puisse être maintenu. Le début de l'astasie-abasie est brusque et souvent lié à une émotion. La démarche est hésitante ou incertaine et nécessite un appui. Chez mes malades, le début a toujours été lent et la marche des symptômes progressive, sans rémission, et il n'y avait eu aucune cause occasionnelle émotive.

Il est vrai que, dans certains cas, on a considéré que l'astasie-abasie était liée à l'artério-sclérose, ainsi qu'il résulte d'une étude faite par Pelnar (1) lors de son passage à Bicêtre dans le service de M. Pierre Marie ; aucun des malades de notre groupe ne paraît devoir être rapproché de ceux de Pelnar.

L'hémiplégie double est caractérisée par un ou plusieurs ictus et par le syndrome pseudo-bulbaire. Mes malades ne présentaient rien de semblable.

Enfin, dans aucun cas, je ne crois avoir eu affaire à une *myélite syphilitique*. L'âge avancé de ces malades, la lenteur de l'évolution, l'absence de localisation sur les fléchisseurs qui est si spéciale à la paraplégie syphilitique, et enfin l'absence de tout antécédent syphilitique nous ont suffi pour éliminer cette maladie.

Il s'agit donc là d'une maladie tout à fait particulière, liée sans doute à l'artério-sclérose et qui, par son expression symptomatique, paraît avoir comme substratum anatomique une sclérose combinée de la moelle.

(1) *Revue neurologique*, 1902.

CHAPITRE V

SCLÉROSES COMBINÉES AU COURS DE L'ANÉMIE PERNICIEUSE

SCLÉROSES COMBINÉES DES CACHEXIES ET DES INTOXICATIONS

§ 1. — Historique.

L'étude des lésions et des accidents nerveux au cours de l'anémie pernicieuse date de Lichtheim et de Lichtenstein. Plus tard Minnich et Nonne ont montré la fréquence de ces lésions et en ont étudié la pathogénie. Plusieurs observations se rapportant à ce même type ou à des types similaires ont été rapportées par Putnam, Dana, Grainger Stewart, Brown, Langdon, Wolfestein. Enfin sont venus des travaux plus récents.

Bastianelli (1) relate une observation de sclérose combinée au cours de l'anémie pernicieuse et passe en revue à ce propos toutes les formes de scléroses combinées. Il montre qu'il est impossible de faire une classification anatomique de ces affections ; cette classification doit être surtout basée sur la clinique et sur l'étiologie.

Mott a publié l'observation d'une femme de 45 ans atteinte d'anémie grave et présentant des symptômes spinaux : contracture des membres inférieurs et faiblesse des membres supérieurs, douleurs en ceinture et douleurs fulgurantes des membres, exagération des réflexes tendineux, clonus du pied et troubles sphinctériens. La durée de la maladie fut de deux mois, et l'autopsie permit de constater une sclérose combinée surtout accentuée à la partie moyenne

(1) BASTIANELLI, *Le sclerosi combinate del midollo spinale nelle anemie perniciose*, Rome, 1896.

et inférieure de la moelle dorsale. La dégénération pyramidale était complète à ce niveau et diminuait d'intensité dans les étages supérieurs. Les faisceaux cérébelleux antéro-latéral et direct étaient dégénérés sur tout leur trajet. Les cordons postérieurs et en particulier leurs fibres longues étaient très sclérosés. Mott admet la participation des lésions vasculaires dans la pathogénie de cette sclérose et il rapproche ce cas d'une observation d' « ataxic paraplegia » qu'il a pu étudier.

Putnam (de Boston) (1) a étudié un groupe de scléroses combinées survenant surtout chez des femmes ayant passé l'âge moyen de la vie, ou caractérisées par l'association de dégénérations systématiques et de dégénérations diffuses collatérales. Suivant Putnam, ces lésions s'observent chez les anémiques ou les sujets de nutrition défectueuse, et, après avoir passé en revue les causes auxquelles sont attribuées les scléroses combinées, il pense que, dans ces cas, elles sont dues à une action toxique.

Lenoble (2) rapporte, en 1897, un cas d'anémie pernicieuse qui présentait à l'autopsie de la moelle épinière des hémorragies punctiformes, sans solution de continuité d'éléments nerveux de la substance blanche, sans raréfaction de ses faisceaux avec intégrité à peu près parfaite des cellules de la substance grise. Cette autopsie est la première en France où l'on ait trouvé des lésions de la moelle dans l'anémie pernicieuse, mais elle ne répond pas au type des lésions de sclérose combinée que nous envisageons ici. Nous ne garderons de l'étude de Lenoble que ses conclusions relatives à la pathogénie des lésions : il pense que les altérations sont surtout d'ordre mécanique et résultent directement des hémorragies ; l'agent toxique ou microbien de l'anémie pernicieuse agissant avant tout sur les éléments figurés de sang directement ou par l'intermédiaire des organes hématopoïétiques et accessoirement sur les vaisseaux. Plus récemment Charles Burr et Mac Carthy (*Journ. of nerv. and ment. diseases*, janvier 1903) publient une étude sur les scléroses postéro-latérales. Dans cette étude ils relatent 4 observations de scléroses combinées liées à une anémie intense, parmi lesquelles un seul cas était lié à l'anémie pernicieuse.

(1) Putnam, *Journal of nervous and mental diseases*, février 1902.
(2) Lenoble, *Revue de Médecine*, 1897.

La première et, à notre connaissance, la seule observation de sclérose combinée dans l'anémie pernicieuse publiée en France, est celle de Dejerine et Thomas (1). Il s'agissait d'une malade de 61 ans, atteinte d'anémie pernicieuse dont la marche était incertaine et difficile, légèrement titubante. La station debout était difficile à cause de la faiblesse des jambes ; il était possible de provoquer le signe de Romberg. Il n'existait pas de véritables douleurs fulgurantes, les pupilles réagissaient à la lumière, le réflexe rotulien était aboli d'un côté et diminué de l'autre. L'évolution de ces symptômes fut rapide et la malade succomba en 8 à 9 mois.

De l'ensemble des observations ci-dessus mentionnées, et en particulier des descriptions de Lenoble, Dejerine et Thomas, il est possible de retenir les principaux traits de la symptomatologie et de l'anatomie pathologique de cette maladie.

§ 2. — Étiologie.

La sclérose combinée a été rencontrée dans le syndrome : « anémie pernicieuse » qu'elle qu'en soit la cause, et elle n'est pas rattachée, comme l'ont voulu certains auteurs, aux anémies dues au botriocéphale ou à l'ankylostome duodénal.

La fréquence des lésions de la moelle dans l'anémie pernicieuse est très grande. Sur 30 cas examinés par Minnich, 7 seulement étaient négatifs. Dans la statistique de Nonne, sur 17 cas, 2 seulement ne présentaient pas de lésion.

§ 3. — Symptomatologie.

Le tableau clinique diffère assez suivant les observations. La description de Dejerine et Thomas nous donne une bonne vue d'ensemble.

Le début de la maladie se fait par des paresthésies, par des troubles de la sensibilité objective et subjective des membres infé-

(1) DEJERINE et THOMAS, *Cinquantenaire de la Société de Biologie.*

rieurs, quelquefois par des douleurs fulgurantes ; puis apparaissent des troubles de la démarche, qui résultent d'un mélange de paralysie et d'ataxie. Il est impossible, toutefois, de dire qu'il y a incoordination vraie, les malades ne frappent pas les jambes ; « ils marchent plutôt comme des convalescents d'une maladie grave, ou même ils rappellent les cérébelleux ». Ils marchent les jambes écartées avec oscillations du tronc. Sauf des cas exceptionnels, on ne constate ni le signe de Robertson, ni le signe de Romberg : il n'existe pas de troubles sphinctériens.

L'évolution de la maladie est rapide et la mort survient en quelques mois.

En résumé, le tableau clinique est celui d'un pseudo-tabes.

Le diagnostic de cette forme devra donc être fait avec les pseudo-tabes, et en particulier avec ceux du diabète et de l'alcoolisme.

§ 4. — Anatomie pathologique.

Les lésions de la moelle peuvent être des hémorragies, des lésions œdémateuses cachectiques, ou bien ce sont des lésions de scléroses combinées qui dérivent des lésions précédentes. Telle est du moins l'opinion de Minnich.

Suivant Homen, les lésions débuteraient dans les cordons postérieurs pour envahir secondairement les cordons antéro-latéraux surtout dans leur partie postérieure. Les lésions sont principalement marquées dans la région dorsale de la moelle ; elles sont le plus souvent symétriques, et Lichtheim y voyait la preuve qu'il y avait là une action toxique.

Cependant, dans le cas de Dejerine et Thomas, les lésions étaient plus marquées au niveau de la région cervicale. Les faisceaux intéressés sont ceux des cordons postérieurs et, dans les cordons latéraux, les faisceaux pyramidaux croisés et les faisceaux cérébelleux directs.

L'origine de ces lésions n'est pas pour tous les auteurs les hémorragies et les œdèmes : suivant d'autres auteurs, elles sont liées aux lésions vasculaires ; telle était l'opinion de Nonne, telle est l'opinion de Homen, qui a constaté l'altération des parois vasculaires et qui a constaté une relation entre la sclérose et les septa médullaires ; quelquefois, à l'extrémité des septa et des vaisseaux, il existe des taches en forme de couronnes de palmes.

Homen a rencontré aussi dans les endroits les plus altérés un épaississement de la névroglie.

Dejerine et Thomas pensent que ces lésions ne sont dues ni à une altération vasculaire, ni à une sclérose névroglique, et que les fibres nerveuses sont primitivement atteintes.

Je ne puis ici me prononcer entre ces diverses opinions. Je n'ai pu examiner qu'une seule moelle d'anémie pernicieuse, due à l'obligeance de MM. Vaquez et Aubertin ; elle ne présentait pas de lésions notables ni à la coloration de Marchi, ni à la coloration de Weigert.

En résumé, les lésions relèvent de deux processus : 1° de la sclérose névroglique primitive systématique ; 2° d'un processus vasculaire systématique qui explique les hémorragies et les œdèmes.

§ 5. — Scléroses combinées de la pellagre, de l'ergotisme, du latyrisme, des cachexies.

Je n'entreprendrai pas ici une étude clinique complète des troubles nerveux de ces intoxications : elle dépasserait le cadre des scléroses combinées.

Voici un résumé des deux aspects cliniques principaux qui révèlent les lésions spinales dans ces maladies : ou bien l'affection revêt les allures d'un pseudo-tabes, semblable à celui que nous venons de décrire dans l'anémie pernicieuse, ou bien la maladie prend l'aspect d'une paraplégie spasmodique, les signes du tabes vulgaire faisant défaut. L'ergotisme revêt plutôt le premier type clinique, le latyrisme et la pellagre le second.

Les lésions médullaires sont assez semblables à celles de l'anémie pernicieuse.

Dans la pellagre on constate des foyers symétriques des cordons postérieurs et des cordons latéraux. D'après les travaux de Tuczek, de Pierre Marie, de Gaucher et Sergent, les lésions occuperaient les régions suspectées par le tabes : elles ont l'apparence de lésions

systématiques (1). Babes et Sion contestent cette systématisation ;
Homen n'admet pas non plus que ces lésions soient strictement
systématiques dans les cordons postérieurs.

Dans l'ergotisme, les lésions des cordons postérieurs diffèrent
de celles du tabes par leur apparence plus aiguë ; elles se trouvent
surtout dans le système radiculaire postérieur intramédullaire des
cordons postérieurs.

Giacomo Pighimi (2) a publié une étude sur les lésions de la
moelle dues à l' « *aspergillus fumigatus* ».

Le poison extrait de l'aspergillus fumigatus et injecté aux animaux produit une dégénération primitive combinée des faisceaux
pyramidaux croisés et du faisceau de Goll. Ce processus peut être
aigu ou chronique.

Ces altérations anatomiques sont comparables absolument à
celles de la pellagre.

Ce travail expérimental nous ouvre un champ nouveau, et peut-
être pourrons-nous observer des lésions médullaires au cours de
la maladie si bien étudiée en France par M. Louis Rénon.

(1) BABES et SION, Die pellagra, *Specielle pathologie von Nothnagel*, Wien, 1901.
(2) *Riv. sperim. e di frenatria*, 30 septembre 1903.

CHAPITRE VI

SCLÉROSES COMBINÉES SUBAIGUËS

(Subacute combined degeneration of the spinal cord, de Risien Russel, Batten et Collier.)

Risien Rusell, Batten et Collier (de Londres) ont décrit en 1900 une forme de sclérose combinée observée par eux au National Hospital for the Paralysed and Epileptic, de Queen Square.

§ 1. — Symptomatologie.

L'ensemble des symptômes varie dans le cours de la maladie, et l'on peut successivement constater les trois aspects cliniques suivants :

1° **Période de paraplégie spasmodique légère.** — La première période est caractérisée surtout par une légère paraplégie spasmodique. Le début en est le plus souvent lent et insidieux. Cependant on a pu observer des débuts aigus avec mal de tête, vomissements et fièvre. Dans quelques cas ce sont des palpitations et des syncopes (ces symptômes se rencontrent dans les formes subaiguës de sclérose combinée liée aux anémies).

Le malade éprouve des sensations subjectives d'engourdissement, de fourmillement, de raideur pendant plusieurs mois, puis apparaît une légère spasticité : les membres inférieurs sont maladroits, raides, les jambes traînent pendant la marche ; on observe même une légère ataxie. Il n'y a pas de troubles sphinctériens ; les réflexes tendineux sont augmentés, on note de l'extension des orteils.

Plus tard, les mêmes symptômes apparaissent dans les membres supérieurs.

Cette période constitue à elle seule la moitié ou les trois quarts de la durée totale de la maladie.

2° **Période de paraplégie spasmodique accentuée avec anesthésie marquée des membres inférieurs et du tronc.** — Le passage de la période précédente à cette période se fait brusquement dans la majorité des cas ; rapidement, le malade perd la possibilité de se tenir debout ou de marcher, la sensibilité disparaît dans tous ses modes.

Dans cinq des cas publiés par R. R., B. et C. la transition entre ces deux périodes s'est faite en une nuit. Le matin, les malades ne pouvaient plus se lever, surtout à cause de la perte de la notion de position des membres. Ce qui est surtout caractéristique, c'est cette perte brusque de la sensibilité, cette perte brusque de la notion de position des membres. On peut comparer ce trouble subit au dérobement des jambes qui survient d'une façon soudaine chez certains ataxiques.

La force musculaire décroît progressivement, mais ne disparaît cependant pas complètement avant la troisième période.

L'anesthésie de la peau, d'abord périphérique, remonte par segments jusqu'au tronc. On peut observer aussi dans cette période des douleurs en ceinture et des douleurs fulgurantes des membres inférieurs. Dans deux cas, on a pu observer des douleurs intercostales suivies d'herpès, et dans un troisième des hémorragies cutanées semblables à celles observées par Straus dans le tabes.

A cette période il n'existe pas de troubles mentaux ; on a observé, dans quelques cas, des paralysies des nerfs craniens (paralysies oculaires, faciale).

Les sphincters sont souvent respectés à cette période.

Tous les réflexes superficiels et profonds sont exagérés.

On observe le clonus du pied et le signe de Babinski.

La durée moyenne de cette période est de cinq semaines, c'est-à-dire le sixième environ de la durée de la maladie.

3° **Période de paraplégie flasque.** — Le passage de la seconde à la troisième période se fait rapidement en peu de jours ; elle est marquée par l'apparition des symptômes suivants :

Paralysie flasque absolue; anesthésie complète; perte des

réflexes tendineux; atrophie musculaire rapide; perte de l'excitabilité faradique des muscles; œdème des membres inférieurs et du tronc; incontinence des sphincters.

L'apparition de ces signes est accompagnée d'élévation de la température et de symptômes généraux.

La spasticité fait place à la flaccidité dans l'espace de 24 heures.

Les muscles du tronc et parfois le diaphragme sont atteints par la paralysie.

Les paralysies des nerfs craniens sont exceptionnelles, comme dans la période précédente.

On observe à cette période des troubles mentaux : assoupissement, puérilité, délire nocturne; dans un cas on a observé du délire maniaque prolongé. Dans trois cas, on a observé des attaques convulsives; on a observé aussi des troubles trophiques et des eschares.

Tandis que les réflexes tendineux sont complètement abolis, l'extension des orteils (signe de Babinski) persiste. Il y a là, combinés, des signes de lésions des cordons postérieurs et des cordons latéraux.

Si l'on fait abstraction du signe de Babinski, on peut, à cette période de la maladie, faire le diagnostic de tabes. La valeur du phénomène des orteils est donc, là, aussi grande que dans la forme tabétique des scléroses combinées décrite plus haut.

La durée de cette période est d'environ six semaines, et la mort survient par syncope ou par troubles respiratoires.

Une des caractéristiques de cette affection est d'être progressive. — On n'observe ni rémission, ni amélioration des symptômes nerveux; l'état général s'améliore, mais les symptômes progressent plus ou moins rapidement, mais fatalement. Dans tous les cas, on observe une température très irrégulière, en dehors de toute cause accessoire, comme eschare, cystite, anémie.

Quant à l'anémie, ses rapports avec l'affection médullaire peuvent être précisés comme il suit :

1° Ou l'anémie précède les symptômes nerveux et est très marquée;

2° Ou l'apparition de l'anémie coïncide avec l'apparition des symptômes nerveux et augmente avec eux;

3° Ou l'anémie n'apparaît qu'à la fin de la troisième période ;

4° Ou bien il n'y a pas d'anémie dans le cours de la maladie.

Dans aucun des cas, l'anémie n'a rien eu de caractéristique ; il s'agissait toujours d'une anémie secondaire. Il n'y avait pas de déformation des globules rouges, sauf dans un cas : on n'a trouvé que chez un seul malade des hématies nucléées. Le nombre des leucocytes était augmenté. Rien n'a permis de dire qu'il s'agissait d'anémie pernicieuse.

La durée totale de la maladie varie de trois à trente mois ; elle est en moyenne de neuf mois.

Les auteurs ont basé cette étude clinique sur onze observations qu'ils rapportent dans leur monographie.

J'ai pu, en septembre 1903, grâce à l'obligeance de MM. Rision Russell et James Collier et avec l'aide de M. Gordon M. Holmes, house physician, examiner, à Queen Square Hospital, quatre malades atteints de cette forme de sclérose combinée subaiguë.

Le premier, âgé de 58 ans, était atteint depuis huit mois. Il présentait une diminution de la force des membres inférieurs avec un léger état spasmodique. Le réflexe crémastérien était conservé ; les pupilles réagissaient parfaitement à la lumière. Le malade était atteint d'anémie légère.

Le deuxième malade (âgé de 49 ans) était atteint lui aussi d'une légère paraplégie avec exagération des réflexes, sans signe de Babinski, avec troubles de la sensibilité objective et incontinence des urines ; il était atteint lui aussi d'anémie secondaire légère.

Le troisième, âgé de 48 ans, ressentait depuis trois mois, dans les membres inférieurs, des engourdissements, des fourmillements et était sujet à des étourdissements. On constatait, au membre inférieur, du clonus du pied, de l'exagération des réflexes rotuliens. La démarche était légèrement spasmodique. Il existait, du côté des membres supérieurs, une légère maladresse de la main, mais sans tremblement. Il n'existait pas de troubles des sphincters.

Ces trois malades étaient encore à la première période de la maladie : légère paraplégie spasmodique. J'ai pu observer une femme âgée de 57 ans atteinte depuis dix-huit mois, et à la deuxième période de la maladie. Elle était confinée au lit, atteinte de paraplégie spasmodique, avec troubles de la sensibilité objective, incontinence des sphincters et anémie.

§ 2. — Étiologie.

Les causes de cette maladie sont assez obscures. Elle survient vers l'âge de 40 à 50 ans, plus souvent chez les femmes. Elle a été liée dans quelques cas à une hérédité nerveuse, dans d'autres à l'hérédité tuberculeuse ou rhumatismale ; dans deux cas, à l'hérédité cancéreuse.

Dans quatre sur sept des cas de R. R., B. et C., la syphilis était certaine ; dans trois cas on relevait de l'alcoolisme, dans trois cas des suppurations prolongées (pyonéphrose, cystite chronique, bronchite chronique) ; deux fois la maladie est apparue après la grossesse. Enfin deux des malades atteints étaient voisins de rue, et on pouvait songer à l'épidémicité ou à la contagion.

Cette affection n'est pas rare à Londres. D'après les renseignements que j'ai pu recueillir à Queen Square avec l'aide de M. Gordon M. Holmes, on a pu observer dans cet hôpital vingt cas de sclérose combinée depuis 1898 (1).

§ 3. — Diagnostic.

Le diagnostic de cette forme de sclérose combinée, au début, est souvent difficile, car elle peut simuler la *sclérose en plaques*.

Le tableau clinique de la sclérose en plaques, tel que le décrivent les auteurs classiques : parole scandée, spasmodique ; tremblement intentionnel ; nystagmus ; démarche cérébello-spasmodique, est bien différent de celui de la sclérose combinée subaiguë ; aussi ne semblerait-il pas que ce diagnostic pût être difficile.

Mais ce n'est pas avec cette forme classique qu'il peut y avoir quelque hésitation. La difficulté n'existe que pour une forme de la sclérose en plaques qui a été surtout observée en Angleterre par plusieurs neurologistes et en particulier par Buzzard.

C'est en 1891 que Buzzard, dans son livre *On the Simulation of hysteria by organic diseases of the nervous system*, a insisté pour

(1) Tout récemment, Joseph Collins (de New-York) vient de publier, dans le *Review of Neurology and Psychiatry* d'Alexandre Bruce (février 1904), un cas de sclérose combinée qui me paraît semblable à ceux de Risien Russell, Batten et Collier.

la première fois sur les erreurs auxquelles donne lieu la *disseminated sclerosis* dans sa période de début. Dans cet ouvrage, Buzzard insiste sur les rémissions fréquentes dans cette maladie organique. Plus tard, dans le *British med. Journal* (1902), il revient sur cette même erreur de diagnostic et montre que nous avons maintenant un signe excellent, le phénomène de Babinski, pour le diagnostic différentiel de cette affection et de l'hystérie. Mais l'intérêt qui se dégage pour nous de l'étude de Buzzard réside dans la description des modes de début de la sclérose en plaques, qui s'écarte du tableau classique sous lequel nous voyons d'ordinaire évoluer cette maladie.

Nous devons reconnaître cependant que les formes anormales de la sclérose en plaques n'ont pas été ignorées en France : Charcot (2ᵉ vol. des *Leçons*, page 294), Pitres (*Revue de méd.*, 1877) signalaient un cas de sclérose en plaques qui avait simulé le tabes dorsal spasmodique : parésie avec contracture des membres inférieurs, puis des membres supérieurs et qui ne présentait aucun des signes ordinaires de la sclérose en plaques cérébro-spinale. Vers la même époque, Erb (*Virchow's Archiv*, 1877) insistait sur la difficulté du diagnostic de la sclérose en plaques, quand elle ne se traduit que par une paralysie spasmodique.

Enfin, Babinski (1) a montré que la sclérose en plaques, après avoir été caractérisée pendant plusieurs mois ou plusieurs années par des phénomènes parétiques des membres inférieurs évoluant avec rémissions, pouvait revêtir une forme aiguë et simuler une myélite ascendante aiguë.

Je dois à l'extrême obligeance de M. le professeur Alexander Bruce (d'Edinburgh) d'avoir pu observer, dans son service de la *Royal Infirmary*, plusieurs malades atteintes de ces formes anormales de sclérose en plaques, et je remercie vivement M. Bruce d'avoir bien voulu m'autoriser à me servir de ses observations, que je publie plus loin (Obs. XXVI, XXVII et XXVIII).

On a pu assister chez la malade de l'observation XXVI à l'évolution d'une paraplégie spasmodique progressive dont la cause n'a

---

(1) BABINSKI, *Étude anatomique et clinique de la sclérose en plaques*. Thèse de Paris, 1885.

pas été nettement élucidée. Il n'y a pas lieu de penser chez elle à un traumatisme, la chute initiale ayant été causée par la faiblesse musculaire et n'ayant pas été elle-même la cause de cette paraplégie. Toute hypothèse de myélite syphilitique doit être écartée. L'étiologie syphilitique devait être absolument repoussée, de l'avis de M. le docteur A. Bruce, le tableau clinique est du reste très nettement différent de celui que nous avons déjà décrit plus haut et dont nous devons la connaissance aux descriptions d'Erb et de M. Pierre Marie.

M. le professeur Bruce attribue une importance étiologique capitale à l'influenza, et nombre des cas de cette forme observés par lui devraient être rapportés à une épidémie qui a sévi sur l'Angleterre il y a quelques années (1). On sait, depuis les travaux de M. Pierre Marie, quelle est l'importance étiologique des infections dans la production de la sclérose en plaques.

C'est à ce diagnostic de sclérose en plaques que s'arrête M. le professeur A. Bruce. Le tableau clinique que nous avons observé est cependant bien différent du tableau classique, dont il ne reste guère que la paraplégie spasmodique, un léger nystagmus et quelques troubles de la parole, transitoires, peu susceptibles d'explication. L'ensemble symptomatique est dominé par l'évolution progressive d'une paraplégie spasmodique, et cette allure clinique est différente de celle que nous avons coutume d'observer en France. Il semble du moins que nous soyons peu accoutumés à la variabilité du début de la sclérose en plaques.

Une étude des modes de début dans 80 cas de cette maladie a été

(1) Il est, du reste, à remarquer que la *disseminated sclerosis* est une maladie très répandue en Écosse et dans le nord de l'Angleterre. Byrom Bramwell, dans une étude publiée dans la *Review of neurology and psychiatry* (February 1903), compare la fréquence de cette affection en Écosse et en Amérique. Sur 5.825 cas de maladies nerveuses observés par lui à Edinburgh il a constaté 100 fois la *disseminated sclerosis*, soit une proportion de 1 p. 58. Cette maladie est un peu plus fréquente à l'hôpital qu'en ville, et, si l'on s'en tient aux malades hospitalisés, la proportion est de 1 p. 19.

En Amérique, au contraire, il résulte des chiffres fournis à la Société neurologique de New-York (février 1902) que sur 31.215 malades observés par Dana, Hammond, Allen Starr, Onuf, Fisher, Collins et Fraenkel, il y a 141 cas de *disseminated sclerosis*, c'est-à-dire 1 p. 221. Cette maladie est donc trois fois et demie plus fréquente en Écosse qu'en Amérique.

faite par Ashley W. Mackintosh (d'Aberdeen) (*Review of neurology and psychiatry*, février 1903). Cet auteur montre que la difficulté du diagnostic est très grande pendant la période initiale de la maladie et, dans sa statistique, nous trouvons que, fréquemment, elle a débuté par une paraplégie légère qui a été le seul symptôme pendant plusieurs années.

L'observation XXVII, comme la précédente, peut se résumer dans le développement d'une paraplégie spasmodique progressive. Cependant la maladie est arrivée à un stade plus avancé que dans le cas précédent: la malade présentait en effet de la rétraction des membres inférieurs et de l'atrophie musculaire, de l'incontinence d'urine et des matières fécales. Dans le cours de cette évolution, on a pu constater l'apparition du nystagmus. Enfin, il a existé une sorte d'aphasie transitoire, comme dans l'observation précédente. Il n'y avait pas de soupçon de syphilis ; mais, comme chez la première malade, on retrouvait dans les antécédents une petite attaque d'influenza. Il ne semble pas que l'on puisse attribuer d'importance à l'anémie passagère qu'elle aurait eue vers l'âge de 16 ans, qui semble bien avoir été de la chlorose; du reste, l'examen du sang pendant le séjour de la malade à l'hôpital n'a rien montré d'anormal.

Le diagnostic de sclérose disséminée, porté par M. A. Bruce dans les deux observations précédentes, est basé sur un grand nombre d'autres observations complétées par des vérifications anatomiques. J'ai pu, avec l'autorisation de M. A. Bruce, compulser les registres de son service et y recueillir entre autres le document qui est publié sous le titre d'observation XXVIII.

Il s'agit chez cette malade d'une paraplégie progressive qui a été observée à un stade plus avancé que dans l'observation précédente. La malade avait perdu ses réflexes tendineux et cutanés, elle avait du relâchement des sphincters, de l'atrophie musculaire très nette et des troubles de la sensibilité.

Ce cas répond au stade terminal de cette forme de *disseminated sclerosis;* en effet, dans son évolution, cette maladie présente souvent deux stades : le premier, de paraplégie spasmodique progressive, que nous avons étudiée dans les premières observations; le deuxième, de paraplégie flasque avec atrophie musculaire, avec troubles sphinctériens.

On notera que cette évolution rappelle celle de la sclérose combinée de Risien Russell, Batten et Collier, par ses deux stades successifs de paraplégie spasmodique et de paraplégie flasque. Il n'existe cependant aucun doute sur le diagnostic du cas précédent ; l'autopsie l'a confirmé, comme on peut le voir plus loin.

Il résulte de cette longue digression dans le domaine de la sclérose en plaques que cette maladie simule au plus haut point, par sa localisation spinale ou par son évolution aiguë, la maladie de Risien Russell, Batten et Collier. Mais nous avons, pour différencier ces deux affections, deux caractères essentiels :

1° La sclérose en plaques évolue par étapes avec rémissions ; la sclérose combinée est au contraire progressive ;

2° A un stade plus avancé, la sclérose en plaques reste toujours ou presque toujours spasmodique ; la sclérose combinée devient flasque ; l'abolition des réflexes apparaît, tandis que l'extension des orteils persiste ; le signe de Westphal se combine au signe de Babinski pour caractériser la maladie.

A côté de ces signes essentiels, d'autres peuvent éclairer le diagnostic : la présence d'une anémie ou d'élévation irrégulière de la température seront en faveur de la sclérose combinée ; les sensations subjectives dans les membres inférieurs, le nystagmus ou les troubles sphinctériens feront croire à la sclérose disséminée.

A côté du diagnostic de la sclérose en plaques il en est d'autres qui ne seront possibles qu'au stade terminal de la maladie, tel est celui du tabes ; mais on l'en distinguera facilement par la notion de l'évolution aiguë. C'est dans l'évolution morbide que l'on cherchera aussi surtout les éléments du diagnostic pour les tumeurs de la moelle dans lesquelles la paralysie est précédée de douleurs radiculaires, pour les polynévrites qui n'ont pas eu de stade spastique et qui n'ont pas le signe de Babinski.

§ 4. — Anatomie pathologique.

Le cerveau, le cervelet et la protubérance, dans la grande majorité des cas, ne présentent pas de lésions.

La moelle épinière, extérieurement, paraît normale. Sur une coupe, les parties dégénérées apparaissent sous une couleur grise.

A l'examen microscopique, c'est au niveau de la moelle dorsale qu'on trouve les lésions les plus accentuées. Ces lésions, sur une coupe, envahissent presque toute la substance blanche de la moelle épinière, sur toute la périphérie, ne se limitant pas à un seul faisceau, mais prenant également les fibres endogènes et exogènes de la substance blanche. A des hauteurs plus élevées de la moelle épinière, les lésions décroissent progressivement à mesure que l'on s'élève, et tendent à se limiter aux cordons postérieurs, surtout aux cordons de Goll, aux faisceaux cérébelleux et au faisceau pyramidal croisé. Plus haut, les lésions ont pu être suivies, dans certains cas, par la méthode de Marchi jusqu'au milieu de la protubérance. Au contraire, si l'on descend progressivement du milieu de la région dorsale vers la région lombaire, on trouve que les lésions décroissent en se limitant aux faisceaux pyramidaux croisés et aux cordons postérieurs. La méthode de Marchi révèle des lésions semblables à celles que nous avons décrites précédemment, mais plus étendues que par le Weigert-Pal.

R. R., B. et C. pensent qu'il y a deux sortes de processus distincts dans ces lésions :

1° Une lésion destructive en foyer; en effet, à la périphérie des zones de dégénération on trouve des altérations des gaines médullaires, les cylindre-axes restant normaux en apparence;

2° Une dégénération systématique semblable à celle que l'on trouve dans les lésions transverses de la moelle. Ces deux processus marchent de pair; il est difficile de distinguer la part de l'un et de l'autre.

Les auteurs ont basé cette étude anatomique et pathogénique sur 7 autopsies dont ils ont publié plusieurs figures. Grâce à l'obligeance de M. James Collier, je suis en mesure de pouvoir rapporter ici trois examens microscopiques des moelles qu'il a bien voulu me confier et dont j'annexe un résumé aux photographies et aux dessins que je rapporte ici.

Les photographies ci-contre représentent les coupes d'une moelle qu'a bien voulu me confier M. James Collier.

Au niveau de la région cervicale, on constate, dans les cordons postérieurs et latéraux, l'existence d'une sclérose intense.

Dans les cordons postérieurs, elle occupe les cordons de Goll et Burdach ; elle déborde le cordon de Burdach venant s'installer sur le bord postérieur de la moelle. Dans cet espace sclérosé on peut distinguer trois zones :

La zone centrale, dans laquelle toutes les fibres nerveuses ont disparu.

Une zone moyenne, dans laquelle il reste un petit nombre de fibres nerveuses.

Enfin, une zone bordante, constituée, en dehors de la précédente, par un *état criblé* de la substance blanche, qui est percée à jour, à ce niveau, de nombreuses vacuoles variables comme dimension. Cet *état criblé ou vacuolaire* tout à fait singulier semble dû au gonflement de la gaine de myéline suivi de la résorption des produits de dégénération.

Au niveau des cordons latéraux, on constate la même disposition de la sclérose en trois zones : centrale, périphérique et bordante, et l'étendue du territoire sclérosé est celle de la partie postérieure du cordon latéral, englobant ainsi le faisceau pyramidal et le faisceau cérébelleux direct et envoyant un léger prolongement sur le bord de la moitié antérieure du cordon latéral.

Sur une coupe sous-jacente de la région cervicale, les lésions ont une étendue à peu près égale, mais l'état criblé de la zone bordante de la sclérose est bien moins accentué.

Sur une coupe de la région cervico-dorsale on constate une disposition à peu près semblable dans les cordons postérieurs et latéraux ; mais on trouve dans les cordons antérieurs, de chaque côté, une zone de sclérose avec état criblé très accentué dans le territoire du faisceau pyramidal, direct.

A la région dorsale, on constate une sclérose de même étendue et de même aspect dans le cordon antérieur et dans les cordons postérieur et latéraux.

A la région lombaire, on constate l'intégrité du cordon antérieur, une sclérose sans état criblé dans la région du faisceau pyra-

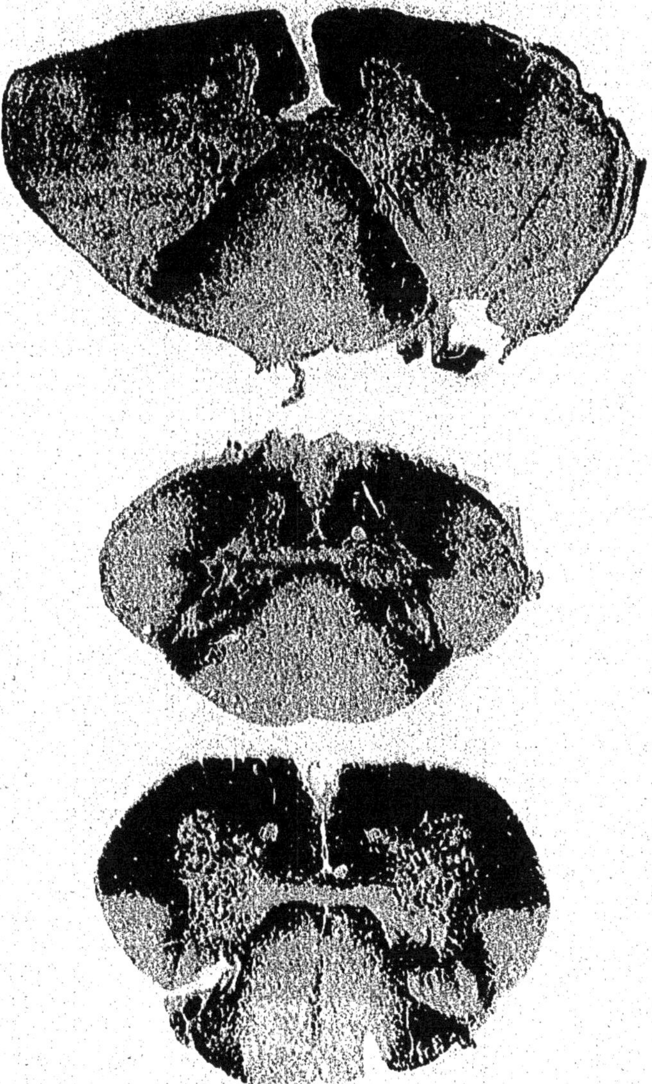

Fig. 10. — Photographies d'une moelle provenant du service de M. James Collier (Londres). Coloration de Pal. — Ces photographies montrent l'intensité et l'étendue de la sclérose. La région dorsale présente, en outre de la sclérose combinée des cordons postérieurs et latéraux, une sclérose des faisceaux pyramidaux antérieurs. On trouvera à la page suivante une courte description histologique de ce cas.

midal croisé, une sclérose avec état criblé dans la totalité presque entière du cordon postérieur.

La deuxième moelle que M. James Collier a bien voulu me donner à étudier, a été colorée par les méthodes de Marchi et de Weigert.

Au niveau de la région cervicale, on constate l'existence de lésions dans les cordons postérieurs, latéraux et dans le cordon antérieur. Ces lésions sont constituées par une zone centrale formée de tissu nerveux complètement sclérosé dans lequel on trouve encore un certain nombre de corps granuleux, et à la périphérie de cette zone de sclérose, on retrouve l'*état criblé* que nous avons déjà constaté dans notre première moelle. Les lésions occupent presque tout le cordon postérieur et l'état criblé existe le long des cornes postérieures, des racines postérieures et de la commissure. Dans les cordons latéraux, il occupe toute la région postérieure se prolongeant latéralement le long du bord de la moelle. Enfin, il existe dans le territoire du faisceau pyramidal antérieur un état criblé très accentué.

Dans la moelle dorsale, les lésions ont le même aspect et la même localisation.

L'état criblé existe surtout au niveau du faisceau pyramidal antérieur et, dans le cordon latéral, au niveau du prolongement marginal de la zone de sclérose.

Dans la moelle dorsale inférieure, la sclérose des cordons postérieurs est moins accentuée; elle est limitée à la région qui avoisine le sillon postérieur, et il n'existe que peu d'état criblé.

Au niveau de la région lombaire inférieure, il n'existe plus de lésion apparente au Marchi.

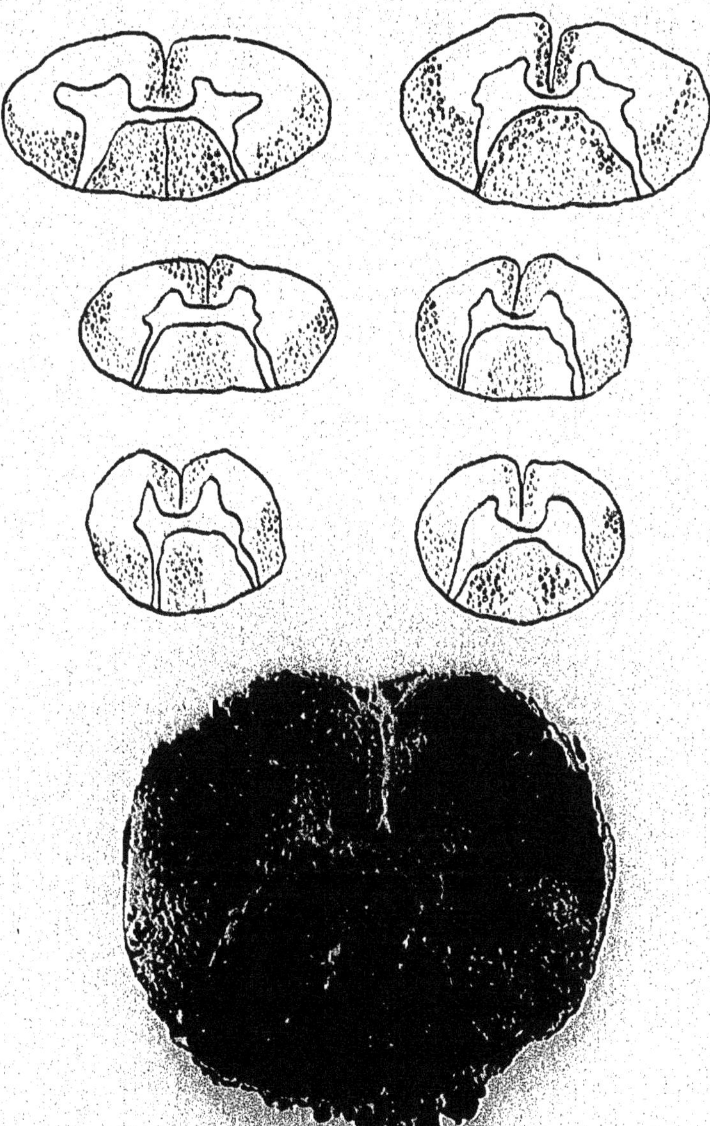

Fig. 11. — Dessins et photographie d'une seconde moelle provenant aussi du service de M. James Collier (Londres). — Les dessins (coloration de Marchi) montrent la répartition de l'*état criblé* et des *corps granuleux*. La photographie (coloration de Weigert) montre la répartition de l'*état criblé* et de la *sclérose*.

Sur les coupes de la moelle précédente qui a été colorée par la méthode de Marchi, on constate l'existence :

Au niveau de la région cervicale, d'une sclérose très accentuée occupant le faisceau pyramidal antérieur, les cordons latéraux dans toute leur moitié postérieure et les cordons postérieurs. Ces lésions sont constituées, à ce niveau surtout, par un état criblé et par quelques corps granuleux. En certains points, il nous a semblé que les vacuoles de l'*état criblé* se constituaient autour d'un tube nerveux dont la myéline disparaissait.

Au niveau de la région dorsale les lésions sont à peu près semblables dans les cordons postérieurs et latéraux; elles sont minimes dans les faisceaux pyramidaux antérieurs de la région dorsale supérieure.

Dans la région dorsale inférieure les lésions du faisceau pyramidal direct ont complètement disparu.

Dans la région lombaire il n'existe pas de lésions appréciables à la méthode de Marchi.

Nous avons fait de cette même moelle des colorations par les méthodes de Weigert et de Pal, et nous avons pu constater dans les mêmes régions et sur la même étendue la sclérose et l'état criblé. En certains points, il nous a semblé encore que les vacuoles se formaient autour d'un tube nerveux garni ou dépourvu de myéline.

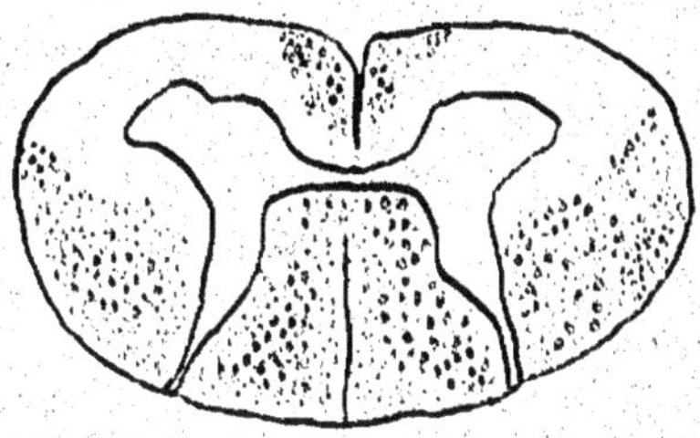

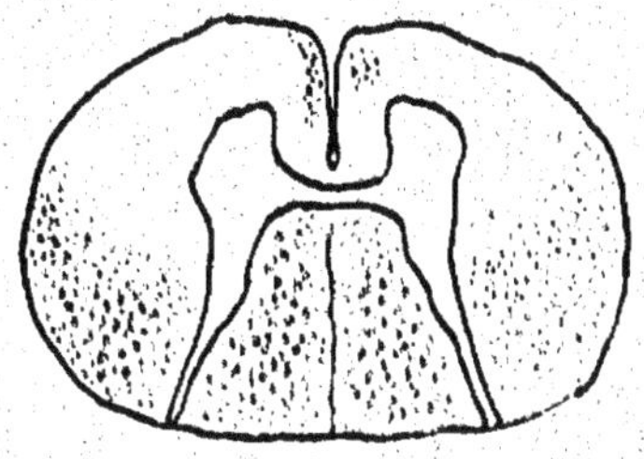

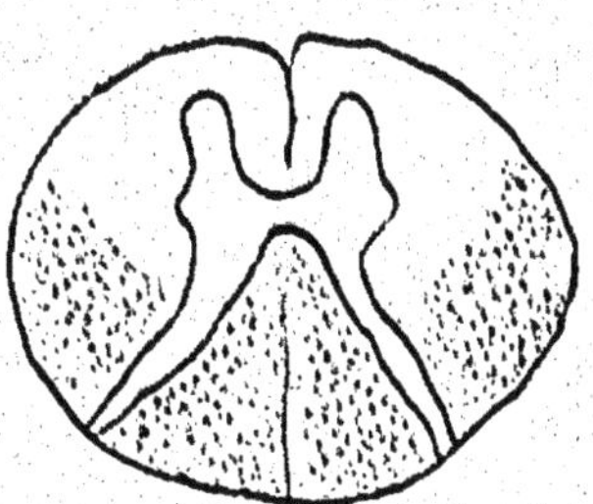

Fig. 12. — Dessins d'une troisième moelle due encore à l'obligeance de
M. James Collier. Coloration de Marchi.
On voit la répartition de l'*état criblé* et des corps granuleux qui occupent à
la région cervicale et dorsale les cordons postérolatéraux et le faisceau
pyramidal antérieur et qui sont limités à la partie postérolatérale dans la
région dorsale inférieure.

Pathogénie. — R. R., B. et C. passent en revue les processus suivants, qui peuvent avoir causé la sclérose combinée subaiguë :

1° L'anémie, fréquemment associée à cette maladie ;

2° Des hémorragies multiples de la moelle liées à cette anémie ;

3° Les lésions vasculaires qui sont alors primitives, les lésions
des nerfs étant alors secondaires (Nonne et Minnich) ;

4° Un processus de myélite aiguë ;

5° Des lésions primitives de la substance grise causant secondairement des lésions de la substance blanche ;

6° Un agent toxique qui serait à la fois la cause de l'anémie et de
la lésion médullaire.

Les auteurs, après avoir discuté toutes les théories que nous
venons d'énumérer, penchent fortement pour cette dernière, et
croient que le tableau clinique, comme les lésions anatomiques,
sont provoqués par une toxine de cause indéterminée.

CHAPITRE VII

PATHOGÉNIE DES SCLÉROSES COMBINÉES
(*Classification anatomique et pathogénique.*)

Nous avons, dans notre définition, pris comme base de cette étude
un groupement anatomo-pathologique caractérisé par la combinaison d'altérations scléreuses dans les cordons postérieurs et dans
les cordons latéraux. Nous avons montré qu'il était le substratum
de plusieurs types cliniques dont nous avons donné une classification au début de ce travail.

Nous avons successivement étudié tous les types cliniques, et
nous avons indiqué pour chacun d'eux les lésions anatomiques
constatées à l'autopsie.

Nous essaierons maintenant de grouper les lésions anatomiques,
de comparer leurs processus et d'établir une classification pathogénique.

Classification topographique. — Il ressort des lésions anatomiques
que nous avons constatées que les scléroses combinées se présentent sous trois aspects principaux :

a) Lésions combinées des cordons postérieurs et des faisceaux
pyramidaux croisés : c'est le type le plus fréquent.

b) Lésions combinées des cordons postérieurs, des faisceaux
pyramidaux croisés, mais surtout des faisceaux cérébelleux directs
comme dans la maladie de Friedreich ou dans l'hérédoataxie cérébelleuse. Nous avons discuté à propos des scléroses combinées
tabétiques la possibilité de faire entrer deux cas dans cette classe.

c) Lésions combinées des cordons postérieurs, latéraux et des
faisceaux pyramidaux des cordons antérieurs. Nous en avons vu

des exemples dans la sclérose combinée tabétique, dans la sclérose combinée subaiguë de Risien Russell, Batten et Collier.

Cette classification topographique rend bien compte des aspects histologiques de la sclérose combinée, mais aucun de ces types anatomiques ne correspond spécialement et exclusivement à un type clinique.

Classification pathogénique. — Nous chercherons à rapprocher ici et à comparer entre eux les divers processus que nous avons mentionnés dans l'étude anatomique de chacun des types cliniques.

Nous sommes frappés d'abord de cette constatation que les mêmes processus : lésions cellulaires, vasculaires, méningées, peuvent se retrouver dans plusieurs types cliniques, et que certains types cliniques sont réalisés par l'association de plusieurs processus : nous ne pouvons donc pas superposer rigoureusement à chaque type clinique un processus anatomique défini.

Nous résumerons dans une classification d'ensemble les variétés pathogéniques qui peuvent se rencontrer.

A. Scléroses combinées systématiques. — On considère comme systématiques les scléroses limitées à plusieurs systèmes de fibres, soit que cette sclérose soit primitive, autonome soit qu'elle soit secondaire à une altération des cellules nerveuses qui servent de centre trophique à ces fibres.

α. *Scléroses combinées primitives.* — Elles sont rares, et leur existence est même contestée.

Ballet et Minor en faisaient le cinquième type de leurs scléroses combinées et admettaient dans ce groupe les cas de Kahler et Pick, de Damaschino. Dejerine et Sottas ont décrit aussi, nous l'avons vu, une sclérose primitive des cordons latéraux et du cordon de Goll. Strümpell a décrit deux cas de paraplégie spasmodique rentrant dans ce groupe (nous avons vu qu'Erb contestait à ces cas le substratum de la sclérose combinée). Enfin, Dejerine et Thomas ont admis l'existence d'une sclérose névroglique primitive dans l'anémie pernicieuse.

β. *Scléroses combinées systématiques secondaires.* — 1° *D'origine exogène :* Elles sont secondaires aux lésions des ganglions spinaux ou des racines postérieures : telles sont les lésions que l'on observe dans certains cas de tabes et de paralysie générale (nous éliminons les lésions d'origine encéphalique).

2° *D'origine endogène* : La sclérose est secondaire aux lésions des cellules des *cordons postérieurs*, par exemple dans *la paralysie générale* où, d'après Westphal, les lésions peuvent reconnaître une origine poliomyélitique et dans la *pellagre* (P. Marie, Gaucher et Sergent). De même pour les *cordons latéraux*, elle reconnaît une origine endogène dans les lésions des faisceaux cérébelleux directs qui sont sous la dépendance des altérations de la colonne de Clerke. Nous les avons discutés dans deux cas personnels, on en trouve deux cas dans la thèse d'Auscher. Ballet et Minor ont créé un type de sclérose combinée caractérisée par les lésions du tabes associées à des lésions du faisceau cérébelleux direct.

Il est intéressant en effet de noter, pour les cordons latéraux, qu'à côté des dégénérations descendantes d'origine cérébrale que l'on rencontre dans la paralysie générale, par exemple, associées aux lésions tabétiques, certaines dégénérations sont inverses et diminuent de bas en haut et que cette sclérose ne remonte guère au delà de la région cervicale moyenne ou supérieure. « Cela est absolument en dehors de ce que nous connaissons sur la dégénération descendante du faisceau pyramidal, dégénération qui d'ordinaire tend à s'affaiblir de haut en bas, tandis qu'ici elle diminue de bas en haut. Nous retrouvons d'ailleurs ce fait à propos de la sclérose latérale amyotrophique où, dans certains cas, les lésions du faisceau pyramidal croisé ne remontent pas au-dessus du bulbe. On ne peut actuellement fournir d'explication plausible de cette particularité dans la manière dont se comportent les fibres du faisceau pyramidal, car on serait tenté d'admettre que le centre trophique des fibres ainsi dégénérées se trouve dans la moelle. »

Un autre fait à signaler, c'est que, contrairement à ce qui a lieu dans les dégénérations secondaires de cause cérébrale, ou même quelquefois aussi dans la sclérose latérale amyotrophique, le faisceau pyramidal direct n'est pas altéré ou ne l'est que dans un très petit nombre de cas qui constituent le troisième type topographique mentionné plus haut.

Le plus souvent, ces dégénérations secondaires reconnaissent à la fois une origine endogène et exogène, par exemple dans les lésions systématisées du tabes associées aux lésions de la colonne de Clarke et du faisceau cérébelleux direct dans la paralysie générale.

B. Scléroses combinées pseudo-systématiques. — Ballet et Minor ont montré que la majorité des cas de sclérose combinée n'étaient systématiques qu'en apparence, mais étaient secondaires à d'autres lésions vasculaires ou méningées.

Après l'étude anatomique de toutes les variétés que nous avons décrites, nous arrivons sur ce point à des conclusions analogues. Nous avons relevé dans la plupart des cas que nous avons étudiés l'existence des lésions vasculaires, des lésions méningées. Nous avons pu relever de plus, dans les scléroses combinées tabétiques, l'existence des lésions d'origine lymphatique qui nous ont été indiquées par Pierre Marie et Guillain. Ainsi donc le groupe des scléroses pseudo-systématiques paraît encore plus grand que ne le voyaient Ballet et Minor.

α. *Scléroses combinées par lésions vasculaires.* — Nous avons vu à propos des scléroses combinées spasmodiques comment on pouvait expliquer par la distribution des vaisseaux la topographie de certaines scléroses combinées. Dans cette catégorie peut entrer le cas de Ballet et Minor, qui sert d'exemple à ce type de sclérose diffuse d'origine vasculaire. Dans ce groupe rentrent aussi les scléroses combinées séniles dues à l'artério-sclérose, les altérations médullaires toxiques de l'ergotisme par hémorragies et foyers scléreux périartériels de l'anémie pernicieuse, les scléroses combinées subaiguës.

β. *Scléroses combinées par lésions méningées.* — Un certain nombre de scléroses combinées spasmodiques ressortissent à ce groupe. Il existe là une méningite postérieure et latérale qui provoque à la périphérie de la moelle des lésions annulaires ou marginales.

C'est un processus de cette nature qui a été invoqué par Déjerine, par Ballet et Minor, pour expliquer les lésions du cordon latéral dans le tabes : la méningite secondaire à la dégénération des cordons postérieurs peut se *propager* sur le côté et déterminer la sclérose latérale. Il s'agit alors là, suivant l'opinion de Déjerine et suivant celle de Grasset, de scléroses combinées mixtes, systématiques dans les cordons postérieurs, et diffuses dans les cordons latéraux, sur le côté, et déterminant la sclérose latérale. Pierre Marie et Guillain ont insisté sur cette méningite du tabes, mais ils ont montré qu'elle n'était pas la conséquence, mais au contraire la cause des lésions postérieures et que cette méningite était intimement liée aux lésions et à la stase lymphatiques, qui sont pour eux le processus capital dans la production des lésions.

γ. *Scléroses combinées par lésions et stase lymphatiques.* — Nous avons exposé, à propos des scléroses combinées tabétiques et des scléroses combinées de la paralysie générale, les arguments en faveur de cette théorie lymphatique du tabes, qui nous semble applicable à un certain nombre de cas rapportés ici.

En résumé, les scléroses combinées nous paraissent être, dans la grande majorité des cas, pseudo-systématiques.

OBSERVATIONS PERSONNELLES

§ I. — Scléroses combinées tabétiques

OBSERVATION I. — *Sclérose combinée tabétique*

(Service de M. le Dr PIERRE MARIE)

Le nommé Dépr..., 36 ans. Ancien marin de la flotte (matelot chauffeur), puis travaille comme chauffeur au chemin de fer de l'État.

Son père et sa mère étaient bien portants (père mort à 54 ans d'un cancer de l'estomac) ; a un frère et une sœur. Le frère est très bien portant. La sœur a des attaques de nerfs dans lesquelles elle perd connaissance et qui semblent bien être de nature comitiale.

Antécédents personnels. — Bien portant dans sa jeunesse : à 19 ans, rougeole. S'est engagé dans la marine par suite d'un état aventureux particulier ; on ne peut pas expliquer autrement qu'étant de la Meuse et n'ayant jamais vu la mer il se soit engagé dans la flotte.

Il s'est marié et sa femme l'a quitté en 1880 quand il est tombé malade. Il eut 6 enfants, dont un d'une première femme, qui est vivant et qui a 18 ans ; d'une deuxième femme il en a eu 5. Chacun des 5 n'a dépassé l'âge de trois mois, la plupart même sont morts au bout de 15 jours.

En 1890 (mois de janvier). Il a une crise de rétention d'urine qui cède au bout de 2 jours. Au mois d'avril de la même année il s'aperçoit qu'il a de la faiblesse marquée dans les jambes, il les projette en marchant à droite et à gauche. La faiblesse des jambes augmente et il entre à l'Hôtel-Dieu ; il y reste 6 mois environ. M. Marie, dans le service de qui il était, fait le diagnostic de tabes. Il entre après sa sortie dans le service de M. Babinski, à Cochin. Il entre à Bicêtre le 2 décembre 1891 dans le service de M. Déjerine.

Vers 1886, il a présenté une période d'excitation génitale très considérable.

A Bicêtre, il marche d'abord avec des béquilles, puis avec une canne ; il s'y améliore peu à peu, se sent capable de travailler, et cependant il n'a jamais quitté ses béquilles complètement, mais dit qu'il les tenait seulement de chaque main, comme une sauvegarde, et se sentait perdu quand il ne les avait pas. Il est sorti de l'hôpital et faisait du rempaillage de chaises près de l'hôpital. Il est resté 2 ans dans cet état.

Depuis le commencement de 1897, a remarqué que sa vue baissait d'une façon progressive. Pas de diplopie ; simple diminution de l'acuité visuelle. Autour de la bougie il voyait une auréole. Le 18 avril, il va à la

Pitié pour consulter à la fois pour un eczéma qu'il portait au dos des mains et pour la diminution de sa vue. La vue continue à baisser, et le 30 avril il ne voit plus pour se conduire. Il a toujours continué à distinguer le jour de la nuit.

Depuis 1890 il éprouve des picotements qui siégeaient dans les cuisses, dans les mollets, plus rarement dans les pieds; sur le dos et sur les cuisses il avait des sensations brusques qui le réveillaient comme des coups de poing.

Depuis le mois d'avril 1897, quelquefois de l'engourdissement des doigts, de l'annulaire et de l'auriculaire gauches et de l'auriculaire droit. Dès son arrivée à Bicêtre, il avait des douleurs en ceinture avec douleur de la région axillaire gauche.

Pendant son premier séjour à Bicêtre il avait de l'incontinence d'urine.

L'examen ophtalmoscopique montre à cette époque une papille gauche très blanche à contours extrêmement nets; les vaisseaux sont également d'une netteté parfaite; sur les 3/4 inférieurs de la papille se voit une légère raie bistrée. OEil droit, exactement la même chose dans les deux yeux, les vaisseaux sont excessivements nets. Donc atrophie blanche des nerfs optiques extrêmement nette.

EXAMEN EN 1897. — *Troubles sensitifs*. — Sensibilité à la *chaleur* diminuée et presqueabolie dans la partie inférieure de la jambe droite jusqu'au niveau du milieu du mollet et dans le pied droit. Diminuée aussi à la partie inférieure de l'avant-bras gauche, surtout à la face antérieure. Conservée dans toutes les autres parties.

Sensibilité au *froid* (recherchée avec un tube contenant de la glace fondante) est conservée partout, diminuée seulement au niveau de la partie inférieure de l'avant-bras gauche.

Sensibilité à la *douleur* conservée dans les membres inférieurs, très diminuée au niveau de la main gauche et en particulier au niveau du bord cubital de cette main.

Sensibilité au *contact* diminuée dans les deux membres inférieurs. Le malade ne sent que si le contact est fort et prolongé; conservée aux membres supérieurs, sauf au niveau de la main gauche, où elle est très diminuée.

Le sens musculaire est conservé. Le malade sait exactement dans quelle position se trouvent ses membres, même après qu'on leur a fait exécuter des mouvements très peu prononcés. Il peut reproduire avec la main droite ou la main gauche, et sans aucune espèce de difficulté, les mouvements qu'on fait exécuter lentement de la main du côté opposé. Enfin, si on lui met dans la main différents objets (verre, fourchette, cuiller, pièce de 10 centimes, de 5 centimes, de 5 francs, etc.), il les nomme tous sans hésiter, que l'expérience porte sur la main droite ou sur la main gauche. Toutes ces recherches sont faites, le malade étant dans l'impossibilité de voir (atrophie blanche de la papille).

Réflexes. — Réflexe rotulien complètement aboli des deux côtés.

Réflexe crémastérien considérablement diminué. On n'obtient le soulèvement des bourses par le chatouillement de la face intérieure des cuisses qu'à de rares intervalles.

Réflexe pharyngien très diminué, pas de troubles trophiques.

Atrophie blanche des deux papilles.

Le malade ne voit que la lumière à travers les croisées et est incapable de distinguer un objet quel qu'il soit.

5 octobre 1897. — Le malade se plaint de ne plus rien sentir avec le petit doigt de la main droite ; d'ailleurs dans ce membre la sensibilité est bien conservée, de même la sensibilité est diminuée dans la main gauche, surtout vers le bord cubital, l'avant-bras est à peu près intact. Il ne présente rien qui ressemble à une hémiplégie.

26 mars 1898. — Revient à l'infirmerie. Se plaint d'un engourdissement tout le long du bord cubital de l'avant-bras gauche.

Les troubles de la sensibilité ne diffèrent pas de ceux que l'on a notés précédemment : il y a un retard marqué à la main gauche et dans la partie inférieure de l'avant bras, dans la zone où est localisé l'engourdissement dont se plaint le malade.

Rien de bien net aux membres inférieurs.

Les troubles de la vision sont les mêmes : le malade peut seulement distinguer la lumière et l'obscurité ; il indique où se trouvent les croisées d'une salle, à la tache lumineuse qu'il perçoit dans leur direction.

Le malade revient à l'infirmerie en août 1899.

EXAMEN EN AOUT 1899. — *Démarche.* — Il est examiné de nouveau principalement au sujet de sa démarche qui n'est pas celle d'un ataxique, en ce sens qu'il n'y a pas d'ataxie proprement dite du mouvement. Le malade ne lance pas follement les pieds dans toutes les directions ; *il les lance surtout en avant comme le fait un paraplégique*

Vision. — Aucune modification fonctionnelle depuis 1898.

Sensibilité. — Subjective : douleurs fulgurantes dans les membres inférieurs.

Sensibilité du *tact* conservée, avec un léger retard ; encore ce retard n'est-il noté que par moments.

Sensation à la *douleur* : Bien conservée ; il ne semble même pas y avoir de retard.

On ne retrouve pas cette zone d'anesthésie du nerf cubital de la main gauche notée dans les observations précédentes.

Sensibilité à la *température* : Conservée, le malade distingue très bien un tube d'eau chaude d'un tube d'eau froide. Cette distinction est moins nette au niveau du nerf cubital de la main gauche.

Réflexes. — Abolis.

Le malade se plaint de *crampes* dans les jambes.

Il avoue seulement à ce moment avoir eu la syphilis en 1883. M. Mauriac l'a traité par des pilules de Dupuytren à Ricord et lui aurait opéré un phimosis.

19 *avril* 1901. — Pas d'autre troubles à signaler. Le malade se plaint toujours d'une douleur qui longe la région cubitale, surtout du côté gauche. Engourdissement dans la région cubitale des deux côtés, mais la piqûre y est aussi bien sentie que partout ailleurs.

Déformation des doigts en baguettes de tambour (bacillose pulmonaire).

ÉTAT LE 28 MAI 1902. — Actuellement a une sensation d'engourdissement dans les deux mains à partir du poignet, quelques douleurs fulgurantes, survenant tous les deux jours et quelquefois plus souvent dans les genoux et les cous-de-pied ; même incontinence d'urine; il doit néanmoins se forcer pour uriner.

Il a encore des érections.

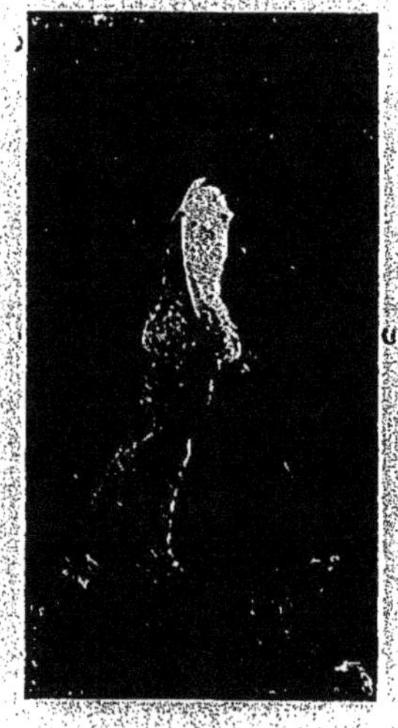

FIG. 13. — Photographie instantanée de Dépr. en marche : on voit très nettement le traînement des jambes.

Il a des idées de suicide, et dit qu'il a tenté de se détruire « en faisant des frictions mercurielles pendant trois jours sur les tempes », il a une stomatite mercurielle intense.

Il a perdu la mémoire en partie, a des idées incohérentes, passant facilement d'une idée à l'autre. Il est sans cesse mécontent, demande à entrer à l'infirmerie et ne peut y rester quand il y est ; ou demande à rentrer à l'infirmerie et n'y pense plus au bout de quelques instants. Très irritable par moments et parfois se prête complaisamment à un examen prolongé.

Il marche avec des béquilles ou dans un chariot. Pendant la marche, il penche le corps en avant et, ramenant la jambe en traînant la pointe, en fléchissant à peine la jambe sur la cuisse, il soulève le côté du corps correspondant à la jambe qu'il ramène.

Ne peut se tenir debout ; doit s'appuyer sur ses béquilles ou sur une chaise et se tient toujours le corps penché en avant, dans une position immobile.

L'extension et la flexion de la cuisse sur le bassin sont également abolies ou diminuées.

L'extension de la jambe sur la cuisse est excellente. La flexion est faible.

L'extension du pied sur la jambe est bonne. La flexion faible.

L'adduction n'est forte que jusqu'à 10 centimètres de rapprochement.

Quand on lui fait esquisser le mouvement de se mettre à genoux, il pose le genou avec difficulté à cause de la faiblesse de l'extension de la cuisse, mais sans incoordination.

Couché, il ne peut lever ses jambes en l'air qu'avec difficulté, mais elles n'ont pas d'oscillation ni d'incoordination.

Réflexes rotuliens et achilléens abolis.

Réflexe plantaire : *Extension des orteils, extension surtout marquée du gros orteil.*

Pas de réaction des pupilles à la lumière (le malade étant placé dans l'obscurité).

Inégalité pupillaire au profit de la gauche. Pupilles toutes deux dilatées.

16 *octobre* 1902. — Entrée à l'infirmerie. Ne présente aucun trouble spécial.

Examen en octobre 1902 : *Sensibilité tactile* (dû à l'obligeance de MM. Vaschide et Rousseau (1). — I. Sensibilité tactile superficielle et à l'aide de l'haphiesthésimètre. — Les excitations sont faites avec des aiguilles dont le poids est variable, mais inférieur à 1 gramme, déposées sans vitesse appréciable et laissées 5 secondes en place ; afin d'éviter les sensations de froid, la pointe de chaque aiguille est au préalable chauffée à une température voisine de celle de la surface examinée ; pour éviter la suggestion, de fausses annonces de pression vérifient la sincérité du sujet ; entre chaque contact, un intervalle de quelques secondes est laissé.

(1) Voir à ce sujet, Vaschide et Rousseau. Contribution expérimentale à la psychologie des perceptions de l'espace. *Bulletin de l'Institut général psychologique*, n° 3, 1903.

Côté droit :

Dos de la main droite : 96 excitations variant entre 0 gr. 003 et 0 gr. 05. 12 sensations qui sont réparties sans ordre entre les diverses valeurs de pression. L'ensemble des 96 excitations est réparti sur 16.

Pulpe des cinq doigts de la main droite. — 30 excitations (6 pour chaque doigt) variant entre 0 gr. 003 et 0 gr. 006. 4 sensations.

Dos du poignet droit. — A 2 cent. de la naissance de la main, 96 excitations variant entre 0 gr. 003 et 0 gr. 005. 10 sensations.

Avant-bras. — A 8 cent. du poignet. 96 excitations variant entre 0 gr. 003 et 0 gr. 005. 9 sensations.

Bras droit. — A 10 cent. au-dessus du coude. 96 excitations, variant entre 0 gr. 003 et 0 gr. 005. 10 sensations.

Genou droit. — 96 excitations, faites en couronne autour de la rotule ; leur valeur varie entre 0 gr. 005 et 1 gramme, par accroissement régulier. 11 sensations.

Mollet droit. — Côté externe, à 17 cent. de la rotule. 42 excitations réparties sur 7 cent. ; poids des aiguilles : 0 gr. 005 à 0 gr. 9. Aucune sensation.

Plante du pied droit. — Poids des aiguilles : 0 gr. 05 à 0 gr. 9. 54 excitations sur 9 cent. Aucune sensation.

Abdomen. — 16 cent. pris à 2 cent. du nombril. 96 excitations, variant entre 0 gr. 003 et 0 gr. 95. 24 sensations.

Poitrine. — 14 cent. pris à 1 cent. 1/2 du sein, vers le sternum. 84 excitations entre 0 gr. 005 et 1 gramme. 4 sensations.

Côté gauche :

Dos de la main gauche. — 15 cmq., pression variant entre 0 gr. 04 et 1 gramme. 90 excitations, 5 sensations.

Dos du poignet gauche. — A 2 cent. de la main. 16 ; pression 0 gr. 003 à 0 gr. 02. 96 excitations, 5 sensations.

Bras gauche. — A 6 centimètres au-dessus du coude, face externe du bras, 16 pressions : 0 gr. 04 à 1 gramme. 96 excitations, aucune sensation.

Genou. — 95 excitations en couronne autour de la rotule ; pression : 0 gr. 005 à 0 gr. 9. 6 sensations.

Mollet gauche. — Face interne à 17 centimètres de la rotule ; 8 centigrammes. Excitations variant de 0 gr. 005 à 1 gramme. 48 excitations, aucune sensation.

Plante du pied gauche. — 16 centigrammes ; poids de l'aiguille 1 gramme ; 96 excitations. aucune sensation.

Abdomen. — A 2 centimètres du nombril, pression variant de 0 gr. 003 à 1 gr. 9. 54 excitations, 2 sensations.

Poitrine. — 7 centigrammes à 1 centimètre et demi du sein, vers le sternum. 42 excitations, aucune sensation.

Pression variant de 0 gr. 005 à 0 gr. 9.

Remarques. — 1° Ces chiffres sont inférieurs aux chiffres normaux, 3 ou 4 sensations sur 6 excitations pour une valeur de 0 gr. 005, 6 sensations sur 6 excitations pour une pression de 0 gr. 8 à 1 gramme. *On peut donc conclure à l'abolition relative, mais très accentuée sur le côté droit, et presque absolue sur le côté gauche, de la sensibilité tactile superficielle.*

2° Les quelques sensations perçues ont donné lieu à des *erreurs de localisation;* sur le dos de la main droite, une seule localisation exacte ; les autres ont été rapportées soit à l'extrémité des doigts, soit sur le côté des doigts. Sur le poignet droit, la même erreur se répète; même 2 sensations ont été vaguement localisées du côté gauche.

Sur le ventre et la poitrine, les localisations sont approximativement exactes à 4 ou 5 centimètres près.

Au côté gauche, la sensation de pression n'est pas perçue comme telle : le malade accuse une sensation de piqûre d'une façon presque constante ; il est à noter que les erreurs de localisation ne se produisent pas lorsque la sensation est qualifiée comme piqûre ; les erreurs se portent sur 2 sensations perçues comme pression. Nous concluons donc :

1° *A l'abolition du sens tactile proprement dit;*

2° *A la conservation du sens de la douleur, indépendant du sens tactile superficiel.*

II. Perception stéréognostique a l'aide du stéréo-esthésimètre. — L'examen de la perception des formes de l'espace se fait à 2 points de vue : *a)* au point de vue statique; *b)* au point de vue dynamique.

a) A l'état statique. — Appréciation des formes sans intervention du toucher actif.

Au bras droit :

Nature des contacts. — Longueur du rectangle, 1 cm. 4 ; pression, 100 grammes.

Surface dorsale du bras. — Aucune appréciation ; pression appréciée à partir de 80 grammes.

SENSIBILITÉ TACTILE. — *Schémas* (dûs à MM. Vaschide et Rousseau)

LÉGENDE :

•, *sensation répondant à l'excitation* ; ✛, *excitation sans résultat.*

1° *Face supérieure du poignet droit à 1 cm. 5 de la main*

carré n° 9   carré n° 5

carré n° 13   carré n° 1

carré n° 14   carré n° 2

carré n° 15   carré n° 3

carré n° 16   carré n° 4

carré n° 12   carré n° 8

N°ˢ des carrés.	POIDS Aiguilles.	N°ˢ des carrés.	POIDS	N°ˢ des carrés.	POIDS
1	0 gʳ 003	7	0 gʳ 006	13	0 gʳ 008
2	0 gʳ 003	8	0 gʳ 006	14	0 gʳ 0085
3	0 gʳ 002	9	0 gʳ 0065	15	0 gʳ 02
4	0 gʳ 005	10	0 gʳ 0065	16	0 gʳ 01
5	0 gʳ 005	11	0 gʳ 007		
6	0 gʳ 0055	12	0 gʳ 0075		

2° *Côté droit de l'abdomen à 2 centimètres de l'ombilic.*

carré n° 9   carré n° 5

carré n° 13   carré n° 1

carré n° 14   carré n° 2

carré n° 15   carré n° 3

carré n° 16   carré n° 4

carré n°   carré n° 8

N°ˢ des carrés.	POIDS Aiguilles.	N°ˢ des carrés.	POIDS	N°ˢ des carrés.	POIDS
1	0 gʳ 003	7	0 gʳ 07	13	1 gʳ
2	0 gʳ 005	8	0 gʳ 07	14	1 gʳ
3	0 gʳ 005	9	0 gʳ 2	15	0 gʳ 8
4	0 gʳ 008	10	0 gʳ 5	16	0 gʳ 3
5	0 gʳ 07	11	0 gʳ 95		
6	0 gʳ 07	12	0 gʳ 95		

Rectangle, 1 cm. 5; aucune appréciation de forme ni de pression.

Rectangle, 2 centimètres; ni forme ni pression.

Surface. — Carré, 1 cm. 4 : désigné comme petit objet, sans pouvoir indiquer la forme.

Carrés, 1 centimètre et 1 cm. 07 : aucune différence faite entre eux.

Main droite (paume). — Carré 1 cm. 6 : aucune appréciation de forme.

Carré, 2 centimètres : aucune appréciation de forme.

Carré, 1 cm. 7 et cercle 1 cm. 4 : aucune perception de forme.

Mêmes carrés et cercles de 1 cm. 6, 1 cm. 9, 2 centimètres, mêmes résultats.

b) A l'état dynamique. — A signaler que le sujet distingue les pièces de 50 centimes, 1 franc et 2 francs, par la présence des coches sur le côté, et la grandeur différente de ces coches, en grattant le bord. Il n'a pas la perception des surfaces mêmes; de même, pour distinguer un sou (qui n'a pas de coche) d'une pièce étrangère qui n'en a pas non plus, il les accole l'un contre l'autre, les gratte avec la pulpe du doigt et les reconnaît à la largeur différente de leurs bords.

Le sujet est impuissant à distinguer des sphères d'un diamètre variant de 12 millimètres à 17 millimètres. Il est capable d'apprécier une différence entre un angle de 45° et un angle de 51° comme différence minima.

Thermoesthésie.

Main droite	(la température du sujet est 34°)	6 sensations de froid à 10°
Av.-bras droit	—	5 — à 10°
Bras droit	—	8 — à 10°
Cuisse droite	—	10 — à 10°
Jambe droite	—	6 — à 10°
Pied droit	—	5 — à 10°
Main gauche	—	{ 7 sensations de froid à 10° { 6 — à 10°
Av.-bras droit	—	2 excitations nulles.
Bras gauche	—	{ 7 sensations de froid à 10° { 4 excitations nulles.
Cuisse gauche	—	6 sensations de froid à 10°
Jambe gauche	—	6 — à 10°
Pied gauche	—	{ 6 sensations de froid à 10° { 2 excitations nulles.

Remarques. — Le malade ne fait pas de différence entre 0° et 10° qu'il perçoit également comme froid. Du côté droit, ainsi que sur sa cuisse gauche, les sensations sont nettement localisées. Sur l'avant-bras gauche et sur la main, on note de légères aberrations, le sujet localise la sensation 7 ou 8 centimètres plus bas ou plus haut que l'endroit où elle se produit réellement.

Sensation de chaleur :

Dos main droite . .)
Bras droit . . . . . } à 52° { Aucune sensation : 16 excitations faites.
Avant-bras droit . .) { Il est à noter qu'à 45°, le sujet normal, déjà,
perçoit une légère tiédeur.

On obtient à 53° et demi :

Dos main droite. . . . . 5 sensations sur 5 excitations.
Bras droit. 5   —   5   —
Avant-bras droit 3   —   sur 3 excitations.
Jambe droite . . . . 6 sensations sur 6   —
Cuisse droite 4   —   sur 4   —
Pied droit. 6   —   sur 6   —

Côté gauche, température de l'excitation : 54°.

Dos main gauche. . . . . 2 sensations sur 5 excitations.
Avant-bras 4   —   4   —
Bras. 5   —   6   —
Cuisse. 2   —   6   —
Jambe (mollet) 0   —   4   —
Pied 0   —   6   —

Sensibilité à la chaleur très nette du côté droit, un peu inférieure à la normale. Du côté gauche, diminution assez marquée sur le mollet et le pied.

Sensation de douleur : Excitations à 58°.

Dos main droite . . . . 5 sensations sur 5 excitations.
Avant-bras droit. 4   —   4   —
Bras droit. 4   —   4   —
Cuisse droite 5   —   5   —
Jambe droite 3   —   5   —
Pied droit 4   —   7   —

Excitations à 60°.

Dos main gauche. . . . . 6 sensations sur 6 excitations.
Avant-bras gauche. 6   —   6   —
Bras gauche 6   —   6   —
Cuisse gauche 5   —   5   —
Jambe gauche 5   —   5   —
Pied gauche 3   —   6   —

La sensibilité à la douleur est extrêmement nette sur les deux côtés, peut être un peu inférieure à la normale.

15 *janvier* 1903. — Le malade était sorti de l'infirmerie depuis la fin de novembre 1902 ; il y rentre aujourd'hui, il déclare qu'il a été repris de vomissements depuis 2 mois, avec aigreurs et crampes, mais sans grandes douleurs. Il a maigri considérablement. Signes de bacillose pulmonaire aux deux sommets. Expectoration de crachats nummulaires.

On constate un certain degré d'hypotonie aux membres supérieurs et inférieurs ; les jambes peuvent facilement dépasser l'angle droit ; les doigts peuvent être placés en hyperextension. Le tronc ne paraît pas présenter d'hypotonie.

Les forces musculaires des fléchisseurs de la cuisse sur le bassin et de la jambe sur la cuisse sont presque nulles.

Grosse incoordination.

Le malade n'a pas quitté le lit depuis 4 mois ; la paraplégie s'est accentuée.

L'extension des orteils est toujours très nette.

Mort le 5 février 1903.

Examen histologique. — Des coupes microscopiques ont été pratiquées au niveau de chacune des racines de la moelle. Elles ont été soumises aux colorations de Weigert, de Pal et de Pal avec surcoloration à la cochenille. Plusieurs hauteurs ont été en outre colorées par la méthode de Nissl et par l'hématéine-éosine ; d'autres enfin ont été traitées par la méthode de Marchi.

Région cervicale. — *Première cervicale.* — On constate au niveau des cordons postérieurs une zone de sclérose affectant la forme d'un triangle à sommet antérieur et à base ventrale dont les deux côtés latéraux s'étendent presque jusqu'aux racines postérieures. La méninge postérieure présente un léger épaississement sur toute la périphérie de la moelle. Les cordons latéraux sont presque entièrement respectés ; on constate cependant en dehors de la zone marginale de Lissauer, dans le territoire qui répond au faisceau cérébelleux direct, une légère bande marginale de sclérose.

Deuxième cervicale. — La lésion du cordon postérieur affecte la même forme triangulaire, mais semble plus limitée au cordon de Goll. Sur la ligne médiane, au milieu de ce faisceau, on constate une fente vasculaire dilatée. La lésion du cordon latéral est un peu plus étendue, gagne davantage le bord latéral de la moelle. La méninge est épaissie sur les côtés postérieur et latéral de la moelle ; elle l'est, à un moindre degré, au niveau du cordon antérieur. Il n'existe pas de lésion du cordon antérieur.

Troisième cervicale. — La lésion du cordon postérieur est encore plus limitée à la zone avoisinant le sillon postérieur. Ce sillon postérieur se présente d'ailleurs sous forme d'une fente encore plus dilatée que dans la coupe précédente. Dans le cordon latéral, la partie dégénérée est exactement limitée à la portion externe et marginale.

Cinquième cervicale. — La lésion des cordons postérieurs est toujours triangulaire ; son sommet ne répond plus à la partie antérieure du cordon, mais à l'union du tiers antérieur et des deux tiers postérieurs. La lésion du cordon latéral est très minime et n'est qu'une légère bande partant de la zone radiculaire postérieure, et se poursuivant dans la partie postérieure du bord du cordon latéral.

Sixième cervicale. — Les lésions des cordons latéraux présentent sensiblement le même aspect et sont nettement marginales. La lésion du cordon postérieur conserve sa forme triangulaire, mais son sommet répond au sommet du cordon.

Septième cervicale. — Lésions à peu près semblables, sauf au niveau du cordon postérieur où la sclérose est plus largement étendue au niveau de la commissure postérieure.

Huitième cervicale. — Même aspect des lésions.

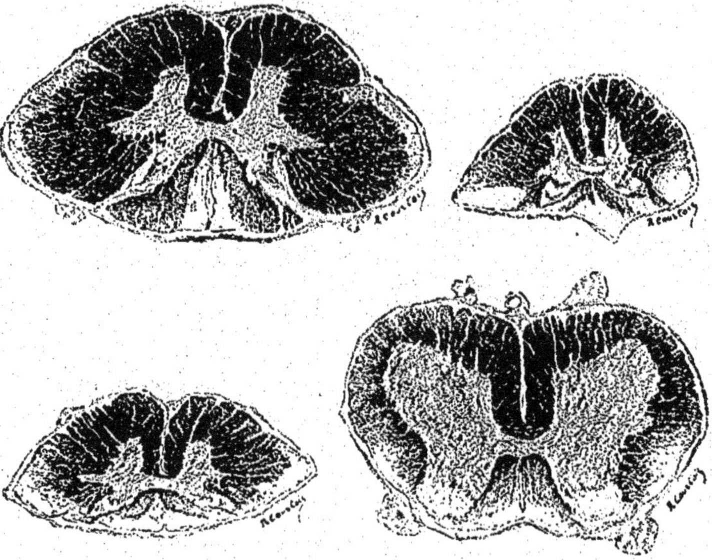

Fig. 14. — Coupes de la moelle de Dépr... (Coloration de Weigert).

Région dorsale. — *Première dorsale.* — Dans les cordons postérieurs, la sclérose affecte toujours la forme d'un triangle, dont la hauteur serait le sillon postérieur ; au niveau du sommet, la sclérose s'étale à droite et à gauche en arrière de la commissure postérieure. Au niveau des cordons latéraux, la sclérose est toujours marginale et occupe la partie la plus externe du bord de ce cordon.

Deuxième dorsale. — Il existe un épaississement considérable de la méninge postérieure. La sclérose du cordon postérieur affecte la même forme dans sa partie médiane ; mais au niveau des angles postérieurs du triangle, la sclérose se diffuse dans la partie postérieure du cordon postérieur entre le faisceau de Goll et la substance gélatineuse de Rolando. Dans les cordons latéraux, la sclérose s'accentue, elle est toujours marginale, prédominante à la partie postérieure du cordon ; elle occupe la zone du faisceau cérébelleux direct et commence à envahir la zone pyramidale. La méningite y est moins nette que dans le cordon postérieur, mais plus accentuée que dans le cordon antérieur.

Troisième dorsale. — La moelle est considérablement diminuée de volume ; elle a une forme quadrangulaire, les quatre angles répondant aux extrémités des sillons antérieur et postérieur d'une part, aux extrémités externes des cordons latéraux d'autre part. Le cordon latéral a la forme d'un triangle avec un sommet externe, un bord antérieur, un bord postérieur et une base qui répondent à la substance grise. Le cordon postérieur est moins étendu dans le sens antéro-postérieur. La sclérose dans le cordon postérieur est toujours plus marquée sur une zone médiane et triangulaire, mais elle est plus diffuse et en particulier existe au niveau de toute la portion marginale du cordon postérieur. Les cellules de la colonne de Clarke apparaissent nettement à ce niveau. Dans le cordon latéral la sclérose est intense, dans la partie postérieure de ce cordon, et entre la zone marginale de Lissauer et l'angle du cordon latéral ; elle a détruit complètement le faisceau cérébelleux direct et une grande partie du faisceau pyramidal.

Quatrième dorsale. — La moelle est de plus en plus déformée ; elle est très petite et tend à passer de la forme quadrangulaire à la forme triangulaire. La partie postérieure du cordon latéral et la partie du bord postérieur du cordon postérieur se placent sur le même plan et constituent le bord postérieur du triangle. Les bords antérieurs des cordons latéraux en constituent les bords latéraux. Les deux angles latéraux de ce triangle sont constitués par les filaments des cordons latéraux. Le cordon postérieur est sclérosé dans toute sa partie postérieure, il est à un moindre degré dans la portion ventrale. La méninge postérieure est très épaissie. Latéralement, la sclérose occupe toute la région du faisceau cérébelleux direct et s'étend jusqu'au delà de l'angle du cordon latéral qu'elle contourne. La méninge est épaissie dans toute cette zone ; elle l'est à un moindre degré dans le cordon antérieur.

Cinquième dorsale. — Même forme triangulaire, même étendue des lésions.

Sixième dorsale. — L'aspect général des lésions est le même ; le cordon postérieur est de plus en plus étroit dans le sens antéro-postérieur. La sclérose y affecte toujours la forme triangulaire, surtout marginale.

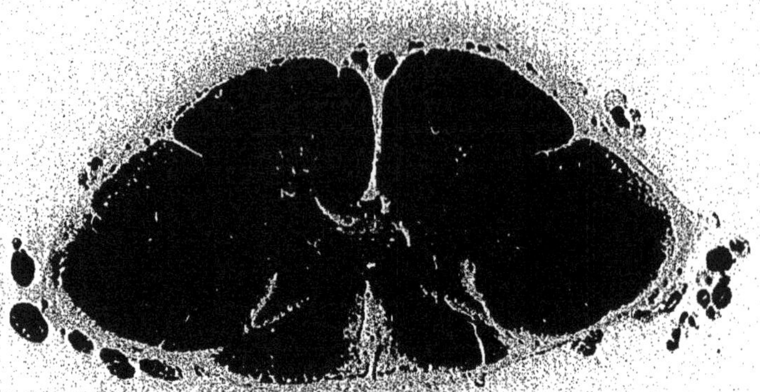

Fig. 15.

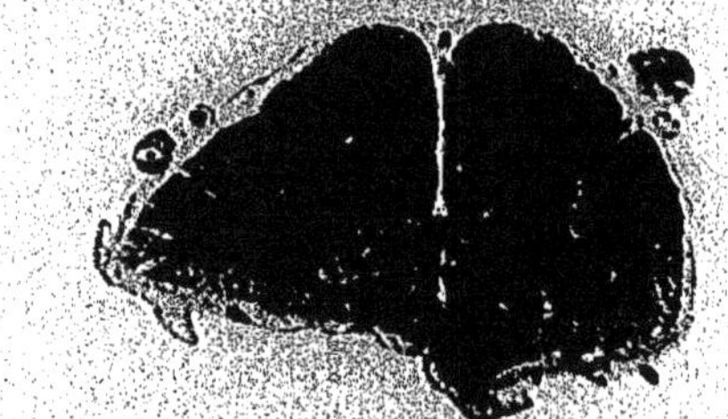

Fig. 16.

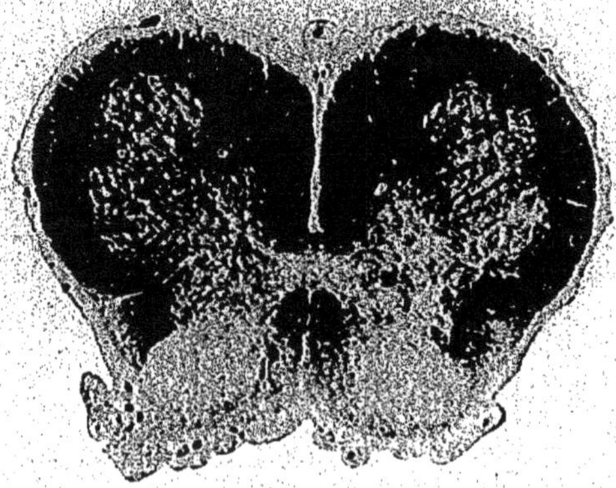

Fig. 17.

Photographies des coupes de la moelle de Dépr. (Coloration de Weigert).

Dans les cordons latéraux, la sclérose affecte la même disposition que précédemment.

Septième dorsale. — La moelle reprend la forme quadrangulaire. Il existe une méningite postérieure et latérale très marquée. La sclérose est très accentuée au niveau de l'angle du cordon postérieur et en dedans de la zone marginale de Lissauer ; elle occupe la même étendue que précédemment dans le cordon latéral ; cependant ses limites sont plus nettement tranchées sur la face interne de la zone atteinte.

Neuvième dorsale. — Même aspect des lésions.

Dixième dorsale. — La moelle a de nouveau la forme triangulaire ; la topographie des lésions est la même que précédemment.

Onzième dorsale. — La moelle est de nouveau quadrangulaire. Les lésions du cordon latéral semblent empiéter davantage sur le faisceau pyramidal. Les dimensions de la moelle sont extrêmement réduites.

Douzième dorsale. — Même topographie des lésions. Moelle triangulaire.

RÉGION LOMBAIRE. — *Première lombaire.* — Les dimensions de la moelle sont un peu plus considérables. Les lésions des cordons latéraux sont plus étendues sur le bord de la moelle.

Deuxième lombaire. — La moelle cesse d'avoir un aspect triangulaire. Elle a une forme nettement aplatie. La sclérose des cordons postérieurs occupe surtout la région marginale.

Plus bas, dans la région lombaire, on retrouve des lésions combinées des cordons postérieurs et des cordons latéraux. Dans les cordons postérieurs les lésions sont très marquées et marginales ; dans le cordon latéral la sclérose occupe une zone peu étendue, d'aspect triangulaire dont la base répond au bord du cordon et dont le sommet s'enfonce vers la substance (figure 17).

Diverses hauteurs de la moelle cervicale, dorsale et lombaire ont été colorées au bleu de Hœchst et à l'éosine. Les cellules des cornes antérieures et des cornes postérieures sont normales, et la méthode de Marchi n'a pas révélé de corps granuleux.

Bulbe. — On poursuit la sclérose qui s'éteint progressivement jusqu'aux noyaux de Goll. Les pyramides sont sensiblement normales.

Cervelet. — Pas de lésions.

Hémisphères cérébraux. — Les noyaux gris centraux du côté gauche ne présentent aucune altération.

La deuxième frontale a été coupée et colorée à l'hématéine-éosine. On constate sur cette circonvolution la présence de placards prenant davantage l'hématéine qui semblent révéler un processus de sclérose.

La troisième frontale droite ne présente pas d'altérations.

Nerfs. — Les nerfs médian gauche (au niveau du poignet), cubital gauche (au niveau de l'aisselle), médian droit (au niveau du poignet) ne présentent aucune altération. Il en est de même pour les nerfs tibiaux postérieurs gauche et droit.

Le nerf cubital droit (au niveau du bras) présente une légère sclérose ; au niveau du coude, il est sensiblement normal. Le nerf cubital gauche (à l'aisselle) est normal.

Le nerf sciatique droit ne présente pas d'altération notable.

Le nerf sciatique gauche ne présente aucune altération.

Muscles. — Plusieurs muscles ont été examinés : muscle biceps crural droit, muscle demi-membraneux gauche. Aucun d'eux ne présente d'altération.

OBSERVATION II. — *Tabes avec parésie des membres inférieurs.*

(Service de M. PIERRE MARIE, hospice de Bicêtre.)

Sp...., Joseph, âgé de 56 ans, boucher ; nie la syphilis de la façon la plus énergique. Ne se souvient d'aucune affection de jeunesse.

Pendant la guerre de 1870, il a eu les deux pieds gelés durant sa captivité. Il aurait eu, en 1870, une cécité double causée par les vapeurs d'un obus (??). La vue serait revenue pour l'œil droit, la cécité a persisté à l'œil gauche.

En 1876, douleurs fulgurantes dans les deux jambes. L'ataxie a débuté vers cette même époque.

En 1878, troubles vésicaux, incontinence d'urine.

En 1877, il entre à l'hôpital de la Pitié, où il fut soigné salle Lasègue par M. Lancereaux et M. Brouardel. Il y resta jusqu'en 1886. L'ataxie progressait. Il avait très souvent des vertiges.

En 1886, premier mal perforant au gros orteil du pied droit. Il entre à Bicêtre en 1886, où il est hospitalisé aujourd'hui.

Depuis 1886 il a eu des maux perforants à tous les doigts de pied ; on lui a fait successivement de multiples opérations.

Jusqu'en 1900 il marchait, quoique ataxique.

En 1900, vers le mois de mars, en une nuit il fut complètement incapable de marcher. Depuis cette époque, il reste confiné au lit.

ÉTAT ACTUEL (mars 1902). — Reste confiné au lit.

Membre inférieur droit. — Gros orteil amputé ; traces d'anciens maux perforants. Peut soulever de quelques centimètres le membre inférieur droit au-dessus du plan du lit. Peut fléchir un peu la jambe sur la cuisse.

Il peut soulever le *membre inférieur gauche* un peu au-dessus du plan du lit, peut fléchir la jambe sur la cuisse. N'oppose pas de résistance aux mouvements provoqués.

Est incapable de se tenir sur ses jambes.

Dans les *membres supérieurs* la force est bien conservée. Pas d'ataxie.

Incontinence permanente d'urine.

N'a plus de douleurs, sauf quelques douleurs en ceinture.

Yeux. — L'œil gauche est perdu.

L'œil droit est atone d'aspect. Il voit bien de l'œil droit, peut lire. La pupille de cet œil n'agit pas à la lumière et très peu à l'accommodation.

Pas de troubles bulbaires.

Réflexes. — Réflexes rotuliens abolis.

Réflexe cutané plantaire : ne peut se trouver à cause de l'amputation du gros orteil.

Réflexes cutanés abdominaux très faibles, presque abolis.

Réflexe pharyngé conservé.

Réflexes des membres supérieurs ne peuvent se trouver.

Hyperesthésie tactile sur les deux membres inférieurs.

Le malade a été morphinomane de 1892 à 1902. Il s'est fait jusqu'à 30 piqûres par jour.

20 *janvier* 1903. — Hypotonie assez marquée du côté droit.

Les pieds sont œdématiés et infiltrés avec circulation collatérale très légère sur le pied droit. Pas de réflexe plantaire.

Le gros orteil droit a été amputé. A gauche, le métacarpien du gros orteil semble avoir été réséqué ; le gros orteil est conservé, le deuxième et le troisième ont été amputés, les autres sont conservés.

OBSERVATION III. — *Tabes. Paraplégie. Extension des orteils à gauche.*
(Service de M. PIERRE MARIE, hospice de Bicêtre.)

Le nommé B..., âgé de 75 ans, cocher. Entré à Bicêtre en 1867. A eu un chancre à l'âge de 35 ans ; n'a eu ni roséole, ni plaques muqueuses. Il n'avait eu aucune maladie antérieure.

Vers l'âge de 37 ans, c'est-à-dire deux ans après son chancre, a vu double pendant une quinzaine de jours dans la rue ; il avait grand'peine à faire son métier de cocher ; quand il croisait une voiture il voyait deux chevaux et deux cochers. Cette diplopie a duré quinze jours.

Il était à peine guéri depuis huit jours qu'il sent ses jambes faiblir ; il est obligé de marcher avec deux bâtons. Il entre dans le service de M. Mathieu à l'hôpital de la Pitié. On lui pose des moxas ; huit jours après il peut se lever, mais a dû cependant se servir de ses béquilles.

Il entre à Bicêtre en 1867.

De 1867 à 1870 il marche avec des béquilles. En 1870, au moment de l'évacuation de Bicêtre, il rentre chez lui avec des béquilles. Au bout d'un mois il peut marcher sans béquilles et sans canne. Il travaille alors pendant 14 ans dans son métier de cocher sans aucun moment de maladie.

En 1884, presque brusquement, en deux ou trois jours, la faiblesse des jambes le reprend, il revient à Bicêtre. Il n'en est guère sorti. Cependant la force musculaire lui était revenue peu de temps après son entrée ; il marchait de nouveau, il rentre chez lui ; en arrivant devant la porte de chez lui il glisse, tombe la jambe dans le ruisseau et se casse la cheville droite ; soigné à Beaujon, il guérit en 67 jours.

Il est rentré à Bicêtre définitivement en 1885. Il a pu travailler, mais en marchant avec des bâtons. Il y a deux ans (1900), il a été pris brusquement un matin d'une faiblesse plus grande, il est tombé de son lit, et depuis ce moment, il n'a jamais pu se porter sur les jambes.

A cette faiblesse musculaire, ont été associées dès le début de la maladie des douleurs dans les membres inférieurs. Autrefois, elles étaient vives, rapides, semblables à des piqûres. Actuellement elles sont plus tenaces, semblables à la sensation d'arrachement de chairs par des tenailles, durant trois ou quatre minutes. Elles ont complètement cessé pendant les 14 années où le malade a pu travailler, quand la force musculaire est revenue. Elles siègent uniquement dans les jambes et les pieds.

Jamais il n'a eu d'incontinence d'urine.

Il a encore des érections presque toutes les nuits; depuis deux ans il n'a plus d'éjaculations.

Jamais d'ictus.

Il n'a jamais eu de crises gastriques ni rectales.

N'a jamais eu de troubles laryngés.

Il peut se tenir debout quand il s'arc-boute des mains à une table, mais ne peut le faire autrement. Peut marcher dans le chariot; ne peut pas marcher avec des béquilles. Mais le plus souvent il ne quitte pas son fauteuil de toute la journée.

La force musculaire est notablement conservée, cependant si le malade soulève la jambe du plan du lit facilement, il la maintient avec quelque difficulté en l'air.

Dans la flexion de la jambe sur la cuisse et de la cuisse sur le bassin, les mouvements sont moins bien conservés. Enfin, ils sont plus faibles du côté droit que du côté gauche. Le pied droit est du reste déformé et est le siège de troubles trophiques dus à la fracture ancienne.

Ses pupilles réagissent parfaitement à la lumière. Elles sont égales et régulières.

La vue est bonne.

Il y a un certain degré de genu recurvatum et de ballottement du pied. L'hypotonie permet du reste de mettre le membre inférieur de chaque côté presque parallèle au plan du tronc. L'écartement des cuisses est aussi plus étendu que normalement.

Dans les mouvements que l'on fait exécuter au malade il apparaît une véritable incoordination.

L'équilibre statique dans le décubitus dorsal est bon et il n'apparaît pas d'incoordination.

Les membres supérieurs sont vigoureux ; mais dans les mouvements délicats et précis, il apparaît dans les doigts un léger tremblement, peut-être sénile, surtout à gauche.

Langue non déviée.

Réflexes rotuliens abolis.

Extension des orteils à gauche. Insensibilité à droite (ce pied est violacé, pseudo-œdématié) : c'est le pied qui a été fracturé.

Les réflexes crémastériens sont absents, les abdominaux sont faibles ou nuls.

La sensibilité est partout conservée. Le malade accuse même dans les jambes et les pieds une sensibilité exagérée.

Il est impossible de rechercher le signe de Romberg.

OBSERVATION IV. — Sclérose combinée tabétique (service
de M. PIERRE MARIE à l'hospice de Bicêtre).

Le nommé Ab..., Édouard, âgé de 64 ans, entré le 15 septembre 1892, salle Brézin, lit n° 14.

Est entré à Bicêtre pour sa cécité le 13 septembre 1892. Il est malade depuis quatre ans et a éprouvé des douleurs de membres. *Motilité* conservée, exécute les mouvements des membres supérieurs au commandement et, sans trop de maladresse, touche facilement son nez, ses yeux. *Ne peut soulever les membres inférieurs au-dessus du plan du lit.* Ceux-ci sont d'ailleurs constamment en flexion, flexion de la cuisse sur le bassin, de la jambe sur la cuisse, de même du pied sur la jambe, demi-flexion des orteils. Le malade peut étendre les membres, mais avec une grande difficulté, qui semble résulter pour une grande part de la présence d'escharres sacrées et fessières. Membres très atrophiés.

Sensibilité à la piqûre absolument abolie aux membres inférieurs. Sensibilité au contact conservée ; à la température abolie, le malade sent qu'on le touche, mais ne distingue plus le chaud du froid. Sensibilité au contact, à la piqûre conservée aux membres supérieurs et à la face ; à la température conservée à la face seulement. Localisation difficile et peu précise. Retard très notable des sensations.

Réflexes rotuliens complètement abolis.

Réflexes du poignet conservés, même exagérés à gauche.

Pupilles larges et égales. Cécité absolue des deux yeux.

Plus aucun réflexe à la lumière, ni à la douleur.

Pas de paralysie oculaire notable.

Gâtisme complet depuis longtemps.

Ouïe conservée et semble normale.

Escharres disséminées dans les régions fessières, sacrées et même lombaires. Rien à la région scapulaire.

Pouls faible et fréquent. Cœur irrégulier ; pas de souffle.

Autopsie. — À l'autopsie on a constaté, au niveau du cerveau, l'existence du foyer ancien du côté de la partie interne et postérieure de la couche optique droite.

Examen histologique de la moelle. — Au niveau de la *moelle lombaire,* dégénérations diffuses du cordon postérieur avec intégrité de la zone cornu-commissurale.

Dans les cordons latéraux, la sclérose a une forme triangulaire qui s'étend davantage au niveau de la partie supérieure de la moelle lombaire. La pie-mère est épaissie.

Au niveau de la *région dorsale*, le cordon postérieur présente les mêmes altérations que précédemment. Le cordon latéral présente les mêmes lésions de sclérose. Il existe des lésions des colonnes de Clarke, les fibres sont diminuées de nombre et les cellules sont petites. Comme l'a fait remarquer Kattwinkel, les lésions maxima des colonnes de Clarke siègent du côté où existent les lésions les plus marquées du cordon latéral. A la partie supérieure de la région dorsale, on retrouve les mêmes lésions du cordon latéral, des lésions moindres du cordon postérieur ; les colonnes de Clarke ont des fibres normales et des cellules nombreuses, mais un peu plus petites que normalement. La sclérose se confine au niveau du cordon de Goll, dans les coupes situées au-dessus. Au niveau du cordon latéral, la sclérose est encore plus accentuée que sur les coupes précédentes, et plus accentuée par comparaison avec les lésions du cordon postérieur.

Au niveau de la *région cervicale*, la sclérose reste limitée au cordon de Goll, et dans le cordon latéral, la sclérose se prolonge en avant parallèlement au bord de la moelle. L'examen du bulbe a été fait par Kattwinkel qui a retrouvé les lésions du cordon postérieur, du faisceau cérébelleux et du faisceau pyramidal croisé jusqu'au niveau de la décussation des pyramides. Le faisceau pyramidal lui a paru un peu dégénéré dans la région bulbaire. Les pédoncules étaient normaux. Il n'existait pas de lésions au Marchi (1).

OBSERVATION V. — *Sclérose combinée tabétique* (service de M. PIERRE MARIE à l'hospice de Bicêtre).

Le nommé Trouss..., Désiré, âgé de 62 ans ; profession : serrurier.

Admis à l'infirmerie de Bicêtre pour un asthme et une bronchite.

A eu une pleurésie droite en 1872. Deux écoulements, pas de chancre, mais roséole pendant le service militaire, vers 1860. Il y a 6 ans a eu des douleurs dans les jambes. État général bon.

Depuis le 12 décembre 1893, a été obligé de s'arrêter à cause de douleurs, dans les deux jambes, à caractère fulgurant.

Sens génital aboli. Plus d'érections.

Gêne pour uriner depuis 6 mois, pousse, quelquefois perd quelques gouttes dans son pantalon. Vessie pleine sans éveiller besoin d'uriner.

(1) Voir la planche annexée à la fin du volume. Planche II.

Sensation douloureuse des côtés d'estomac, pas de crises douloureuses. Pas de crises laryngées.

Sa dyspnée semble être due à une bronchite et une pleurésie qu'il a eues jadis.

Quelquefois giving way of the legs.

Les deux pieds réunis oscillent un peu davantage quand il a les yeux fermés, sans tomber ; ne peut se tenir sur un seul pied. Un peu de myosis, surtout à droite.

Réflexe lumineux n'existe pas à l'œil droit et très diminué à l'œil gauche.

Pas de sensation de ceinture.

Quelques picotements sur le côté droit.

Pas de réflexes rotuliens.

Dents intactes mais très usées.

Vue. — S'est affaiblie depuis 8 ans.

La deuxième phalange du pouce a été coupée en 1872 du côté gauche pour un accident.

OBSERVATION VI (Thèse SUREAU). — *Sclérose combinée tabélique.*
Service de M. PIERRE MARIE (hospice de Bicêtre).

Le nommé Joseph Fau... Salle La Rochefoucauld, lit n° 28.

Début de la maladie, il y a 27 ans, par des douleurs dans les jambes. Incontinence d'urine, myosis extrême. Bourdonnements d'oreilles. Abolition des réflexes rotuliens. Signe de Romberg. Ataxie très marquée. *Affaiblissement et atrophie des muscles de la jambe, surtout du côté gauche.*

Il existe de l'anesthésie des jambes et du dos des mains.

Muscles extenseurs de la jambe droite	125 degrés	
— — gauche	100	—
Muscles extenseurs du pied droit	4 centim.	
— — gauche	5	—

Muscles adducteurs de la cuisse droite, le genou est amené à toucher le plan du lit gauche, 2 centimètres.

Muscles rotateurs du pied droit, le bord externe du pied est amené à toucher le plan du lit gauche, 4 centimètres.

Muscles fléchisseurs des doigts ; pas d'hypotonie.

Masse sacro-lombaire et muscles des gouttières vertébrales ; le front touche facilement le plan du lit.

Examen microscopique. — Au niveau de la moelle sacrée les cordons postérieurs sont sclérosés dans toute la partie postérieure ; le cordon latéral présente un triangle de sclérose à base périphérique et dont le sommet s'enfonce vers la substance grise.

Au niveau de la moelle lombaire, le cordon postérieur est complètement sclérosé ; au niveau du cordon latéral, la sclérose revêt le même type, s'étend dans tout le territoire du faisceau cérébelleux et du faisceau pyramidal croisé.

Au niveau de la région dorsale, la moelle présente un calibre extrêmement diminué, et sa forme rappelle celle des moelles précédentes. Le cordon postérieur est sclérosé presque en totalité ; au niveau du cordon latéral la sclérose occupe la même disposition que précédemment.

Au niveau de la région cervicale, la moelle a de nouveau un volume normal, la sclérose est moins étendue, et au niveau du cordon latéral, la sclérose est surtout marginale, s'étend en avant et fait une bordure à presque tout ce cordon latéral. Le cordon de Goll est très nettement sclérosé dans le cordon postérieur. Les lésions ont une apparence systématique à la partie inférieure de la moelle, mais l'aspect annulaire à la partie moyenne tend à démontrer l'existence pseudo-systématique (1).

Observation VII. — *Sclérose combinée (tabès-cécité)*. (Thèse de Johannes-Martin, obs. XVII.) Service de M. Pierre Marie (hospice de Bicêtre).

Le nommé Gor..., âgé de 62 ans, peintre en céramique, a eu la variole à l'âge de 12 ans. Chancre à l'âge de 17 ans, blennorrhagie aux colonies.

Début de la maladie en 1873 par des douleurs de tête, il déviait en marchant.

C'est en réalité en 1874 que la vue a commencé à baisser et a disparu « comme dans un entonnoir ». Il a vu double, l'œil gauche s'est dévié en dehors.

En 1878, Landolt a fait une section tendineuse et à partir de ce moment il a vu mieux.

Il est entré à Bicêtre en 1888 et ne voyait même plus aussi bien que quand il disait avoir vu dans un entonnoir. Il ne voyait plus les maisons.

Depuis 1894, il ne voit plus même les fenêtres, ne marche plus du tout depuis 6 ans.

Vers 1874 ou 1875 a débuté l'incoordination des jambes ; elle a toujours été en augmentant. Les douleurs ont toujours été très légères.

Pas d'incoordination des membres supérieurs. Très légère douleur dans le coude. Parfois sensation de gant, mais en réalité les membres supérieurs sont très peu atteints.

Réflexe pharyngé aboli.

Réflexe pupillaire aboli à la lumière.

Signe d'Argyll-Robertson existe.

Réflexes pupillaires abolis aussi à l'accommodation, les pupilles ne sont pas absolument rondes.

(1) Voir la planche annexée à la fin du volume. Planche I, A, B, C.

Le malade urine parfois difficilement, pousse quelques instants et perd parfois quelques gouttes dans son pantalon.

Réflexe abdominal manque à droite ; existe à gauche.

Réflexe crémastérien aboli des deux côtés.

La force des jambes est diminuée à droite plus encore qu'à gauche.

Sensibilité. — Très diminuée dans les régions innervées par les branches supérieures du trijumeau, bien conservée au contraire au menton.

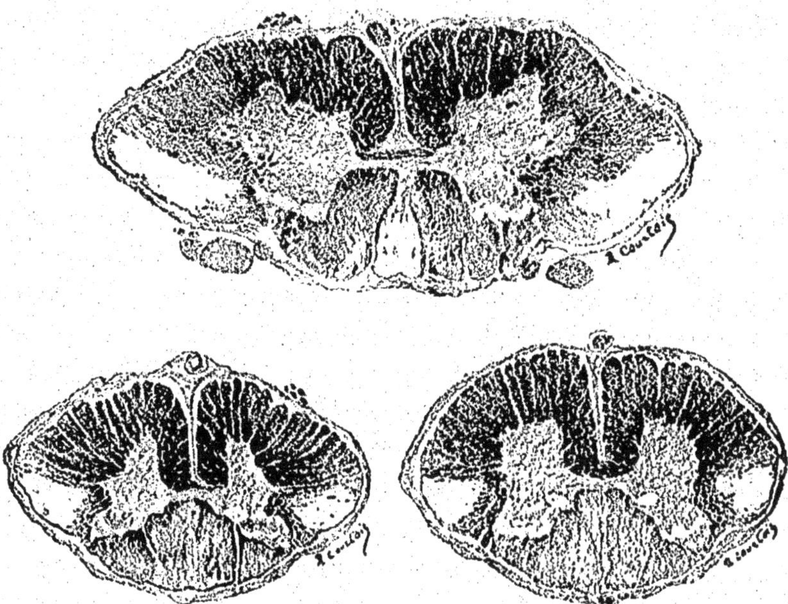

Fig. 18. — Coupes de la moelle de Gonn... (Coloration de Weigert).

Il y a une légère diminution générale de la sensibilité du côté gauche du corps.

Autour du rectum il y a une anesthésie presque complète sur les bourses et la peau de la verge, la sensibilité est très diminuée.

L'ouïe est affaiblie à l'oreille gauche, le malade n'entend pas le bruit d'une montre au contact ; à droite, à peine.

Sensibilité thermique intacte, sensibilité musculaire abolie.

Assez grosse exophtalmie, face rouge, assez ronde, yeux divergents, nutrition assez bonne.

EXAMEN HISTOLOGIQUE. — Au niveau de la *région sacrée*, la moelle présente une sclérose diffuse du cordon postérieur, respectant relativement le cordon de Goll et la zone cornucommissurale. Le cordon latéral est dégénéré suivant une zone triangulaire.

Au niveau de la *région lombaire*, le cordon de Goll est sclérosé; la zone cornucommissurale est respectée; mêmes lésions du cordon latéral.

Au niveau de la *région dorsale*, la sclérose occupe un triangle dont la base répond au bord postérieur de la moelle, et dont le sommet répond à la commissure postérieure. Ce triangle prend le cordon de Goll. Au niveau du cordon latéral, même forme triangulaire de la zone sclérosée qui occupe la zone pyramidale croisée; la colonne de Clarke est normale.

Au niveau de la *région cervicale*, le cordon de Goll est dégénéré seulement dans sa partie postérieure. Au niveau du cordon latéral, la sclérose affecte toujours la forme triangulaire, occupant le faisceau cérébelleux et le faisceau pyramidal croisé. Mais, en outre, il existe une bande marginale dégénérée qui s'étend jusqu'au cordon antérieur.

Kattwinkel, qui a pu examiner le bulbe, a pu poursuivre la dégénérescence du cordon de Goll jusqu'à la décussation des pyramides. Les faisceaux pyramidaux étaient dégénérés au niveau du bulbe.

Enfin les pédoncules et les hémisphères cérébraux étaient normaux.

En résumé, au point de vue topographique, il s'agit là d'une sclérose combinée du cordon postérieur, des faisceaux pyramidaux croisés et du faisceau cérébelleux direct dans les cordons latéraux. Histologiquement, les colonnes de Clarke sont normales; il existe des lésions très accentuées des vaisseaux au niveau de la moelle dorsale. Le canal épendymaire est dilaté et bourré d'éléments cellulaires.

OBSERVATION VIII (Service de M. PIERRE MARIE (hospice de Bicêtre).

Ross.... *Sclérose combinée tabétique.*

Examen histologique. — Au niveau de la région lombaire, il existe dans le cordon postérieur, en arrière du canal central, une sorte de lacune ou de fente entourée de névroglie; en arrière d'elle il existe une zone de sclérose dans le cordon de Goll. Dans les cordons latéraux, les lésions sont asymétriques; la sclérose affecte d'un côté la forme d'une bande; de l'autre, celle d'un triangle. La sclérose se prolonge jusqu'au niveau de la commissure antérieure; elle s'étend dans le faisceau cérébelleux direct et le faisceau de Gowers. La pie-mère est épaissie.

Au niveau de la *moelle dorsale*, mêmes lésions des cordons postérieurs lésions beaucoup plus étendues, de forme triangulaire au niveau de la partie postérieure du cordon latéral. Les lésions se prolongent du cordon latéral vers le cordon antérieur.

En résumé la sclérose combinée est très marquée à ce niveau; elle occupe surtout le faisceau cérébelleux direct. Un certain nombre de hauteurs de la moelle manquent pour l'examen histologique à ce niveau-là.

Au niveau de la *région cervicale*, on retrouve la dégénérescence des cordons postérieurs, surtout marquée de chaque côté du septum et au niveau de la partie antérieure. Dans le cordon latéral, la sclérose forme toujours une bande se prolongeant dans le cordon antérieur.

Il existe à ce niveau une dilatation considérable du canal central. Le canal épendymaire est bourré de cellules. La méthode de Marchi n'a révélé que quelques corps granuleux à localisations vagues dans les régions cervicale et dorsale. Les colonnes de Clarke sont un peu pauvres en fibres et ne contiennent presque plus de cellules.

OBSERVATION IX (Thèse de SUREAU, obs. XXIII).

Service de M. PIERRE MARIE (hospice de Bicêtre)

Le nommé Étienne B...., âgé de 52 ans, salle Saint-Vincent-de-Paul, lit n° 11. Début de la maladie il y a 8 ans.

Douleurs fulgurantes dans les jambes et dans tout le corps. Vomissements, étouffements, étourdissements, vertiges. Strabisme divergent. Mydriase à gauche. Myosis à droite. Pas de réaction. Réflexes rotuliens abolis. Ataxie.

Muscles fléchisseurs de la jambe droite. . . . . 90°
Muscles fléchisseurs de la jambe gauche. . . . . 90°

Muscles extenseurs du pied, pas d'hypotonie.

Muscles adducteurs de la cuisse droite. . . . . 6 cm.
Muscles adducteurs de la cuisse gauche . . . . 8 cm.

Muscles extenseurs de la jambe, pas d'hypotonie.

Muscles rotateurs du pied droit . . . . 3 cm.
Muscles rotateurs du pied gauche. . . . . 4 cm.

Muscles fléchisseurs des doigts, pas d'hypotonie.

Masse sacro-lombaire et muscles de gouttières vertébrales, pas d'hypotonie.

Il était depuis deux ans salle Brézin. Ne gâtait pas, ne perdait pas ses urines ni ses matières, à l'exception du dernier mois. On l'habillait tous les jours, on le plaçait sur une chaise et il demeurait tel toute la journée, il mangeait tout seul et bien, il ne se levait pas, ne se tenait pas debout.

Ses jambes étaient flasques et tombantes, quelques mouvements seulement étaient possibles, mais on remarquait de l'ataxie très marquée. L'ataxie était marquée aussi pour les membres supérieurs, et quand il mangeait il renversait soit son verre, soit son assiette (il gâchait beaucoup).

Se plaignait de douleurs dans les jambes très vives et tous les jours se frictionnait avec de la pommade.

Très peu patient, il criait pour un rien.

Ne vomissait pas, jamais de crises gastriques, jamais aucune autre crise viscérale.

Pendant les deux jours qu'il a passés à l'infirmerie, il a crié, s'est beaucoup plaint de ses jambes, ne répondant pas aux personnes qui étaient autour de lui; si on lui offrait à boire il parlait de sa jambe.

EXAMEN HISTOLOGIQUE. — RÉGION CERVICALE. — *Au niveau de la deuxième cervicale*, la moelle a conservé sa forme normale. On constate l'existence d'altérations scléreuses dans les cordons postérieurs, dans les cordons latéraux et dans l'un des deux cordons antérieurs.

Dans les cordons postérieurs, la sclérose est surtout intense dans la partie postérieure et dans celle qui avoisine le sillon postérieur, c'est-à-dire dans le cordon de Goll; elle est moins accentuée dans la partie qui avoisine la commissure postérieure et les cornes postérieures.

Dans les cordons latéraux, elle occupe la zone des faisceaux pyramidaux et des faisceaux cérébelleux directs.

On peut sur l'un des cordons latéraux constater que les territoires des deux cordons pyramidal et cérébelleux direct sont séparés par une très légère bande de fibres saines.

Dans le cordon antérieur, d'un seul côté, on note la présence de la sclérose dans le territoire du faisceau pyramidal direct et le siége dans une zone affectant la forme du faisceau en croissant de Marie et Guillain. Dans cette zone, on constate, par-ci par-là, éparses, des gaines de myéline conservées.

Troisième cervicale. — La sclérose du cordon postérieur présente la même distribution ; on constate aussi dans les cordons latéraux la sclérose du faisceau pyramidal croisé et celle du faisceau cérébelleux direct, séparées par la zone de fibres normales ou moins atteintes.

Le cordon antérieur présente la même sclérose de faisceau en croissant mais la partie postérieure du faisceau pyramidal direct semble plus atteinte qu'au-dessus.

Quatrième cervicale. — Même distribution topographique des lésions ; la séparation du faisceau pyramidal croisé et du cérébelleux direct s'est accentuée dans un des cordons latéraux.

Cinquième cervicale. — La bande de sclérose du faisceau cérébelleux direct s'étale en bordure plus en avant, vers les cordons latéraux.

Sixième cervicale. — Même aspect des lésions dans les cordons postérieurs et antérieurs; dans les cordons latéraux, la sclérose occupe une zone triangulaire englobant le faisceau pyramidal et le faisceau cérébelleux direct, mais se prolongeant peu en avant; le cordon latéral est moins large à ce niveau.

Septième et huitième cervicales. — La sclérose est plus étendue dans les cordons postérieurs : elle envahit davantage les zones voisines des cornes postérieures et se prolonge en avant jusqu'à la commissure postérieure.

Dans les cordons latéraux, la zone de sclérose n'est plus triangulaire, elle forme de nouveau une bande qui se prolonge en avant en suivant la bordure.

Le faisceau pyramidal des cordons antérieurs n'est que très peu sclé-

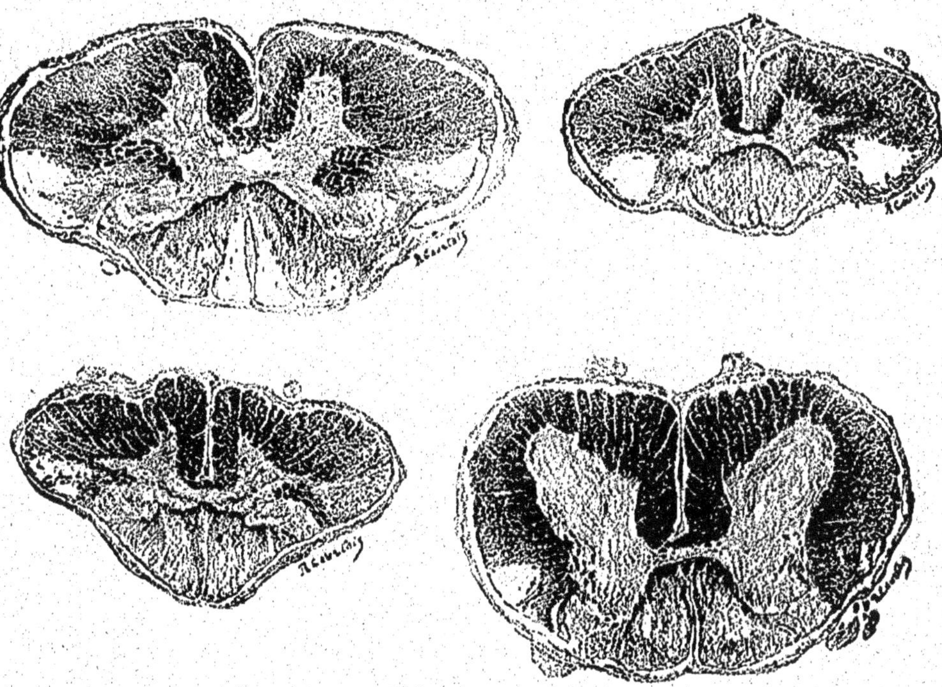

Fig. 19. — Coupes de la moelle de Bits... (coloration de Weigert).

rosé dans le faisceau en croissant, la sclérose est marquée seulement dans la partie qui longe le sillon antérieur.

Région dorsale. — *Première dorsale.* — Même remarque que dans la coupe précédente en ce qui concerne le faisceau pyramidal antérieur. Le cordon latéral est sclérosé suivant une zone triangulaire occupant la plus grande partie de la région postérieure de ce faisceau et englobant le faisceau pyramidal direct et le faisceau cérébelleux direct.

Le cordon postérieur est complètement sclérosé, sauf dans les parties latérales de la zone ventrale et dans la portion marginale du cordon de Burdach.

La deuxième dorsale présente sensiblement le même aspect.

Troisième dorsale. — Dans le cordon postérieur, même disposition de la sclérose, peut-être un peu plus étendue encore dans les parties ventrales et dans la portion marginale du faisceau de Burdach.

Dans les cordons latéraux, sclérose de forme triangulaire occupant presque exclusivement le territoire du faisceau pyramidal, très légère sclérose en bordure de la partie moyenne des cordons latéraux.

Dans le cordon antérieur, sclérose empiétant à la fois sur les deux territoires du faisceau pyramidal antérieur.

Quatrième dorsale et cinquième dorsale. — Même aspect ; la sclérose des cordons postérieurs est complète et générale.

Sixième dorsale. — Le cordon postérieur prend une forme triangulaire ; la portion ventrale constitue la base du triangle, et le sommet se trouve à la partie postérieure de la commissure postérieure.

Septième dorsale et huitième dorsale. — Même aspect ; dans le cordon postérieur, quelques fibres sont conservées dans deux zones symétriques situées de chaque côté de la commissure dans la moitié antérieure du cordon.

Neuvième et dixième dorsales. — Dans les cordons postérieurs, les deux zones moins atteintes sont plus étendues, elles se prolongent jusqu'au bord postérieur du cordon et occupent le territoire du cordon de Goll.

Le faisceau pyramidal antérieur est moins atteint ; un plus grand nombre de fibres est conservé.

Onzième dorsale. — La sclérose du cordon postérieur est à peu près diffuse ; un peu plus marquée cependant dans le cordon de Goll et dans la région ventrale.

La sclérose des faisceaux pyramidaux croisés est toujours très nette et beaucoup plus accentuée que celle du cordon postérieur.

Région dorso-lombaire. — Il n'y a plus de sclérose du faisceau pyramidal du cordon antérieur.

La sclérose des faisceaux pyramidaux croisés est toujours très nette.

La sclérose du cordon postérieur est diffuse, un peu moins accentuée dans la région ventrale.

Région lombaire. — La moelle a été examinée à trois hauteurs différentes dans cette région. Le cordon postérieur est sclérosé, sauf dans la région ventrale, où les fibres sont presque complètement respectées.

Le cordon antérieur est indemne de toute lésion. Les cordons latéraux présentent en même temps une sclérose des faisceaux pyramidaux.

Bulbe. — Au niveau de l'entrecroisement des pyramides on constate la sclérose des faisceaux pyramidaux du cordon latéral et de l'une des deux pyramides.

La sclérose pyramidale est très diminuée.

Enfin, les lésions disparaissent au-dessous du 4ᵉ ventricule.

Le nerf optique gauche est dégénéré dans une certaine mesure ; on constate la disparition de toutes les fibres, sauf en une partie de la périphérie, où elles persistent sous forme d'une zone bordante ; les gaines sont conservées et forment un lacis assez épais sur la surface de section du nerf.

Le nerf optique droit doit sembler plus atteint : la sclérose y est diffuse et les fibres ne persistent qu'en très petit nombre au niveau de la périphérie du nerf. On constate la présence de petits nerfs voisins dont l'un est à peu près intact et dont les autres sont dégénérés à un moindre degré que le nerf optique.

La protubérance et le pédoncule sont normaux.

Le cervelet ne présente pas de lésions.

L'écorce cérébrale, coupée au niveau des circonvolutions frontales droites, et traitée à l'hématéine-éosine, n'a montré aucune lésion.

De même la deuxième partie gauche est normale.

Les noyaux gris centraux et la capsule interne, examinés à la coloration hématéine-éosine, sont normaux.

La coloration de Nissl a été pratiquée sur cinq hauteurs différentes de la moelle ; elle n'a révélé aucune modification dans l'état des cellules.

La coloration de Marchi, pratiquée sur quatre hauteurs différentes de la moelle, n'a montré nulle part l'existence de corps granuleux.

OBSERVATION X. — Service de M. P. MARIE (hospice de Bicêtre).

Bot... *Tabès-cécité. Paraplégie. Extension des orteils.*

Janvier 1903. — Extension du gros orteil à gauche extrêmement nette, extension des orteils à droite légère.

Actuellement, marche encore très bien avec une canne. En 1883, a eu la *jambe droite* paralysée subitement, à tel point qu'il la traînait et qu'il était obligé de la soulever avec une ficelle. Cette paralysie a duré un an, puis la jambe est redevenue forte.

En 1892, a eu la jambe droite de nouveau paralysée ; deux jours après la paralysie se portait dans la jambe gauche ; puis deux jours après encore dans la jambe droite et dans la jambe gauche. Reste 15 jours paralysé des deux jambes.

Il a pu sortir de nouveau et à force de marcher, dit-il, s'est guéri.

Depuis, plus il marche, « mieux ça va ».

Actuellement, il va jusqu'aux Gobelins, à l'Odéon, Saint-Sulpice, Montparnasse et revient par Montrouge et Gentilly.

N'a plus d'érections ; a quelquefois de la peine à uriner.

Pas d'hypotonie.

Peu ou pas d'incoordination des membres inférieurs.

Pas d'incoordination aux membres supérieurs.

EXAMEN HISTOLOGIQUE. — A la *région cervicale*, on constate une sclérose du cordon de Goll, empiétant légèrement en arrière sur le restant du cordon postérieur. La sclérose paraît se faire suivant la direction du sillon longitudinal postérieur et de deux travées latérales.

Au niveau de la *région cervico-dorsale*, la sclérose se diffuse et gagne tout le cordon postérieur, qui est atteint d'une façon à peu près égale.

Le cordon latéral présente, à droite, une bande de sclérose qui occupe le bord du cordon latéral dans sa partie moyenne, c'est-à-dire environ dans le prolongement de la commissure. Il existe donc à ce niveau une sclérose combinée du côté droit.

Vers le milieu de la *région dorsale*, la moelle a pris l'aspect triangulaire. La sclérose des cordons postérieurs est intense et très marquée, surtout dans la région qui avoisine la zone marginale de Lissauer. Il n'y a pas de lésion des cordons postérieurs.

A la région dorso-lombaire, on constate une sclérose très marquée du cordon postérieur, toujours du côté droit ; une sclérose des cordons latéraux qui n'est plus seulement marginale, mais occupe la région pyramidale. Il existe du côté opposé un léger degré de sclérose dans la partie postérieure du cordon latéral.

De plus, il existe, au niveau de cette région lombaire, une méningite annulaire qui occupe toute la périphérie de la moelle. La méthode de Marchi ne montre pas de corps granuleux.

En résumé, l'observation ci-dessus nous faisait prévoir l'existence de lésions combinées des cordons postérieurs et latéraux, et l'examen histologique a montré que ces lésions étaient minimes, mais cependant incontestables. Les signes sur lesquels on s'était basé pour faire le diagnostic (paraplégie et extension des orteils) ne nous ont donc pas induit en erreur.

Observation XI. — *Sclérose combinée (tabes, paraplégie, extension des orteils, cécité. Forme à début subaigu).*
Service de M. Pierre Marie (hospice de Bicêtre).

Le nommé Poul..., âgé de 67 ans, mécanicien. A eu une fièvre typhoïde à l'âge de 16 à 17 ans, a eu des convulsions depuis l'âge de 3 ans jusqu'à l'âge de 7 ans ; il les avait sinon tous les jours, du moins presque tous les jours ; plusieurs fois, au cours de ces convulsions, on l'a cru mort. N'a pas eu d'incontinence d'urine dans la suite ; n'a pas eu non plus d'accès d'épilepsie.

Nie la syphilis ; n'a pas eu de bouton ni d'écorchure à la verge, pas de maux de gorge, pas de céphalée, ni d'éruption sur le corps.

1871. A l'âge de 35 ans, est absolument bien portant ; il change de métier, de mécanicien devient cantinier pendant trois ans, nie les excès alcooliques (un litre de vin par jour, et irrégulièrement un apéritif).

1872. A l'âge de 36 ans, est pris d'une fièvre cérébrale. Il était gérant du mess des officiers au camp de Villeneuve-l'Étang. Un matin il se sent indisposé, abattu, assommé ; ne pouvant se soigner dans les baraquements du camp, il se retire à Ville-d'Avray. Au bout de deux jours il est de plus en plus faible, de plus en plus abattu, il ne peut plus se lever : ses jambes ne le portaient plus. Il avait une fièvre intense et des frissons. On fait venir un médecin de Ville-d'Avray, qui soignait en même temps dans la localité trois autres personnes atteintes de la même « fièvre cérébrale » ; ces trois autres personnes avaient été atteintes dans les mêmes conditions ; l'unes d'elles est morte au bout de trois mois ; l'autre a été, à la suite de cette maladie, enfermée à l'asile de Charenton, en est sortie et est morte six mois après ; la troisième était guérie et avait conservé de la faiblesse des membres inférieurs, est morte un an ou un an et demi après.

Notre malade est resté alité pendant six ou sept mois, en proie à la fièvre ; sa vue s'affaiblissait progressivement, il était toujours faible des jambes, il n'avait pas de douleurs. Il commence à se lever vers cette époque, il va consulter pour sa vue chez un oculiste de Paris, qui déclare ne pas comprendre sa maladie. Au bout de cinq à six mois, un jour, brusquement, se trouvant chez une personne voisine, ne peut plus se relever et commence à ressentir pour la première fois des douleurs dans les genoux, les chevilles, les doigts de pieds. On le ramène chez lui, on le couche, il reste au lit à nouveau pendant six ou huit mois.

Pendant le cours de la première période fébrile, il avait eu de la rétention d'urine qui avait duré dix jours environ. A la seconde période d'alitement, il n'a pas eu de troubles urinaires.

1873. — Les douleurs avaient persisté sans interruption depuis leur apparition.

Il entre à l'hôpital de Versailles, où il reste neuf mois, puis à l'hôpital de Sèvres.

Il entre pendant cinq ans à l'hôpital Galignani, de Corbeil, puis à Petitpré.

1882-1883. — Il fait pendant sept à huit ans le métier de marchand d'images ; il pouvait à cette époque marcher avec deux cannes, il avait des douleurs dans les membres sans cesse depuis l'apparition. Il pouvait encore lire un peu de l'œil droit.

1890. — Il entre à Bicêtre ; rien de saillant n'est à noter depuis son entrée, sauf du côté de ses yeux.

En 1899, il se fait opérer à l'Hôtel-Dieu d'une cataracte par M. Panas, sans succès ; ne voit plus de l'œil droit.

Depuis 1902, a perdu la vue de l'œil gauche.

Il n'a pas eu de périodes de paraplégie depuis son entrée. Ne laisse pas échapper son urine. N'a pas d'ictus. Ne semble pas avoir de troubles laryngés.

A eu des douleurs lombaires et des douleurs en ceinture, mais n'a jamais eu de crises gastriques ni viscérales.

Se plaint de douleurs presque continuelles, la nuit comme le jour, dans les membres inférieurs : genoux, chevilles, orteils, plantes des pieds, partie postérieure des fesses, hanches.

Depuis l'année dernière, il ressent une douleur profonde spontanée,

Fig. 20. — Photographie instantanée de l'oul... en marche ; on voit qu'il a une démarche un peu traînante, différente de celle d'un ataxique

non réveillée par la pression, mais par les mouvements dans le poignet droit.

1903, février. — Actuellement, le malade peut marcher avec des béquilles ; il ne peut marcher avec une canne, ni sans aucun appui. Quand on le fait mettre debout, il se tient facilement, mais est incapable d'avancer.

Dans tous les segments, la force musculaire des membres inférieurs est presque complètement perdue, le malade ne peut soulever un membre du sol ou au-dessus du plan du lit qu'en le déplaçant avec les mains.

La force musculaire est au contraire parfaitement conservée dans les membres supérieurs.

Le malade étant dans un fauteuil se soulève debout à l'aide de ses membres supérieurs.

Il n'y a aucune incoordination dans les membres supérieurs. La faiblesse musculaire empêche la recherche de l'asynergie. On ne trouve pas non plus d'incoordination dans les mouvements du malade.

Dans la démarche, il n'y a pas d'incoordination. Elle est lente, et le malade garde un certain temps la jambe en arrière, la tire un peu avant de la mettre en avant, garde le haut du corps appuyé sur les béquilles ; il ne traîne pas cependant la pointe du pied sur le sol.

Le malade, dans le décubitus dorsal, ne peut maintenir ses jambes, il n'y a pas possibilité de rechercher chez lui l'équilibre statique.

Les réflexes rotuliens sont absents.

Les réflexes plantaires sont nettement en *extension* des deux côtés.

Pas de réflexe crémastérien, n'a pas eu d'érections depuis l'âge de 36 ans, début de sa maladie. (Il existe une grosse hernie inguinale droite qui a perdu droit de domicile dans l'abdomen.)

Réflexe abdominal conservé.

Il n'y a pas de perte de sensibilité ; il semble qu'il y ait plutôt hyperesthésie, mais diffuse, non localisée à une zone spéciale.

Le malade peut à peine distinguer le jour de la nuit, et un linge blanc d'un paletot noir.

L'œil droit présente une atrophie du globe oculaire.

L'œil gauche présente une cataracte nacrée incomplète. La pupille gauche est dilatée. Il n'y a pas de réaction à la lumière.

L'audition paraît égale des deux côtés, mais semble diminuée ; il n'entend le tic-tac d'une montre qu'à 10 centimètres.

OBSERVATION XII. — *Sclérose combinée de la moelle.* — Service de M. le professeur DIEULAFOY. — (Clinique médicale de l'Hôtel-Dieu). — Observation rédigée par M. Jumentié, externe du service.

Le nommé Lecor..., Eugène, âgé de 51 ans, bouquiniste.

Entré le 26 septembre 1903, salle Saint-Christophe, lit n° 17. Il y a environ 4 à 5 mois cet homme, qui occupait une position peu fatigante, puisqu'il était bouquiniste sur le quai Saint-Michel et qu'il restait presque tout le temps assis, s'aperçut que son cou-de-pied gauche augmentait de volume ; en même temps il était le siège de douleurs vagues irradiées au mollet, mais en somme très légères et ne se produisant que quand il était exposé au froid.

Aucun traumatisme, aucune entorse, ni foulure, pas de rhumatisme dans l'histoire de ce malade qui puisse être la cause de cette déformation.

Depuis cinq mois elle n'a fait que croître sans arrêt. Il est entré à la Pitié à deux reprises différentes dans le service de chirurgie de M. le professeur Terrier, puis dans le service de M. Babinski, et c'est par M. Babinski qu'il nous est adressé aujourd'hui à l'Hôtel-Dieu, où nous le trouvons couché au lit n° 17 de la salle Saint-Christophe.

Nous voyons que le pied gauche est volumineux, a un peu l'aspect d'une patte d'éléphant. La voûte plantaire a complètement disparu, le pied est plat, mais la déformation est surtout accentuée à la face dorsale du pied, qui fait une saillie volumineuse; il y a un élargissement du cou-de-pied. Le contour du cou de-pied est 33 centimètres à gauche et 23 centimètres à droite.

L'extrémité antérieure du premier métatarsien est saillante et forme un relief très apparent au niveau de l'articulation métatarso-phalangienne du gros orteil, ce dernier étant dévié vers le bord externe du pied.

A la palpation, cette déformation paraît constituée surtout par du tissu osseux; les téguments n'ont pas de souplesse; ils sont épaissis et semblent infiltrés sans que le doigt laisse d'empreinte, l'aspect est celui de l'éléphantiasis. On ne sent pas de liquide dans l'articulation. C'est une *ostéo-arthropathie* non douloureuse à la palpation, dont l'évolution a été en somme très rapide et la mobilité de cette articulation, l'absence de points douloureux osseux nous permettent d'écarter l'hypothèse d'une ostéo-arthrite bacillaire.

Nous pensons donc à une arthropathie nerveuse, à une arthropathie tabétique.

Notre attention est du reste attirée par un renseignement très important que fournit le malade dès qu'on l'interroge :

Il a de l'incontinence d'urine. Son urine, à peine le besoin s'est-il fait sentir, s'échappe sans qu'il puisse la retenir, et cette incontinence est surtout nette et fréquente pendant le sommeil du malade.

A noter également de *l'incontinence des matières*, du moins les premiers jours de son entrée dans le service.

Ces symptômes nous font penser tout naturellement au tabes, aussi allons-nous en rechercher systématiquement tous les signes.

Dans la *marche* de notre malade il n'y a rien qui puisse nous renseigner, elle ne donne pas l'impression d'une démarche ataxique, il ne tâtonne ni ne fauche; peut-être y a-t-il un peu d'hésitation quand on lui fait faire une volte-face, mais ce n'est pas très net, et la gêne occasionnée par son pied augmenté de volume pourrait l'expliquer.

Mais ce qui est net chez notre malade, c'est le signe de *Romberg*.

Si on lui fait fermer les yeux, les deux talons rapprochés, il oscille un peu, mais parvient cependant à rattraper son équilibre; mais le malade étant sur un pied il tombe aussitôt.

Quand le malade est couché on ne constate pas d'ataxie des membres inférieurs.

Pas d'*ictus* dans l'histoire de notre malade, pas de *troubles laryngés* ni de *laryngisme*, pas de dyspnée, ni de cornage, ni de troubles dans la voix, pas de *paralysies oculaires*.

Les pupilles sont égales; elles réagissent à la lumière; donc pas de signe d Argyll Robertson; elles accommodent et ne sont pas déformées.

La vue du malade est du reste très bonne, elle n'a pas changé et il dit lui-même que dans son métier de bouquiniste, il lit très bien des manuscrits anciens que beaucoup de personnes ne peuvent déchiffrer qu'à la loupe.

Pas non plus à noter de diplopie, ni de strabisme, donc pas de paralysie des muscles des yeux.

Si nous recherchons les réflexes nous trouvons des résultats un peu inattendus, nous constatons en effet que le *réflexe rotulien* est conservé ou exagéré des deux côtés, alors que nous nous attendions à le trouver aboli, comme il est de règle dans le tabes.

Les *réflexes achilléens sont abolis des deux côtés.* Aux membres supérieurs les *réflexes radiaux* sont un peu exagérés, ainsi que les *réflexes olécraniens.* Quant aux réflexes cutanés, nous voyons que le *réflexe crémastérien* droit a disparu alors que le gauche est conservé ; que le *réflexe abdominal* est également perdu à droite.

Il faut noter que les *érections* ont disparu depuis deux ans environ.

Il présente à la face plantaire des deux côtés un signe de *Babinski* des plus nets ; il y a une extension considérable des orteils.

De même il présente aux deux pieds le *phénomène de Strümpell* : quand on force la jambe du malade à rester étendue en appuyant fortement sur le genou et qu'on lui commande de la fléchir, on voit la face interne du pied se relever et se porter en dedans et en haut.

Au point de vue de la *sensibilité*, nous constatons :

Que les *troubles subjectifs* ne sont pas nets et même qu'ils font défaut.

Notre malade n'a en effet jamais eu de *douleurs fulgurantes.*

Dans les membres, au tronc, il n'a jamais éprouvé de *douleurs en ceinture.*

Pas de *crises viscérales* non plus dans son histoire, ni crises *gastriques,* ni crises *entéralgiques.*

Il ne présente pas d'altérations de la sensibilité à la douleur ou à la piqûre, aucun *retard dans la perception* de ces sensations, aucune erreur dans leur *localisation* ou sur leur *nature.*

Il a conservé très bien le *sens stéréognostique* ou mieux la *perception tactile de l'espace* et reconnaît très bien tous les objets qu'on lui place dans les mains pendant qu'il a les yeux fermés.

Il a conservé également la *notion de position* de ces membres quand il a les yeux fermés.

Les sensibilités *épigastrique et testiculaire* sont conservées.

Aucun trouble sensoriel à signaler dans la vision, l'ouïe, le goût ou l'odorat.

Quant aux troubles trophiques, nous avons longuement insisté au début sur son *arthropathie du pied gauche* ; il est donc inutile d'y revenir ; disons seulement qu'il n'y a pas de *mal perforant plantaire* et que ses dents sont conservées et intactes.

En résumé, nous trouvons chez ce malade deux séries de signes différents :

1° Arthropathie, incontinence d'urine, abolition des réflexes achilléens, diminution des forces génitales, qu'indiquent une *lésion des cordons postérieurs*, c'est-à-dire un *tabes* ;

2° Mais à côté de cela nous avons des faits anormaux : pas de signe d'Argyll Robertson, pas de douleurs fulgurantes,

Et ce n'est pas là un tabes banal, puisque nous avons des réflexes conservés ou exagérés.

Nous avons en effet deux autres symptômes ; le signe de Babinski et le signe de Strümpell, qui indiquent une participation des cordons latéraux.

Nous avons donc affaire à une *sclérose combinée* des cordons postérieurs et des cordons latéraux de la moelle.

Quant à l'origine de cette sclérose combinée elle est inconnue. Nous ne trouvons chez notre malade aucune maladie dans ses antécédents qui puisse l'expliquer ; il n'a pas eu de syphilis, il est très affirmatif sur ce point et on n'en trouve aucun reliquat sur lui. Dans toute son histoire on ne trouve qu'une gale, pour laquelle il a été à Saint-Louis subir une frotte, et un varicocèle droit dont il a été opéré à la Pitié.

Il n'est pas marié, n'a pas eu d'enfants ; il a vécu pendant 8 ans avec une femme qui est morte de bacillose compliquée d'alcoolisme.

Le diagnostic est donc *sclérose combinée*.

Autopsie. — La moelle présentait dans la partie postérieure un épaississement méningé très accentué qui masquait les vaisseaux.

L'examen histologique de la moelle a été pratiqué avec les colorations de Weigert et de Pal.

Au niveau de la moelle cervicale, dans la partie supérieure, on constate l'existence d'une sclérose limitée presque uniquement au cordon de Goll dans sa partie postérieure. Dans le cordon latéral des deux côtés, au niveau de l'angle latéral de la moelle, on constate l'existence d'une légère sclérose marginale qui se prolonge en arrière vers le territoire du faisceau cérébelleux direct.

Au niveau de la 6e cervicale, la lésion du cordon de Goll est à peu près la même ; mais dans le cordon latéral, la sclérose occupe la partie postérieure et marginale, elle part de la zone radiculaire postérieure et s'étend jusqu'à l'angle latéral de la moelle sous forme d'une bande étroite occupant le territoire du faisceau cérébelleux direct.

Au niveau de la 7e cervicale l'aspect est le même.

Au niveau de la 8e cervicale, la sclérose s'étend un peu plus en avant sur la bordure de la moelle, et de cette bande de sclérose partent des travées de sclérose qui s'enfoncent dans l'intérieur au niveau du territoire du faisceau pyramidal croisé.

La sclérose du cordon de Goll est toujours plus accentuée dans la partie dorsale, mais s'avance un peu vers la région ventrale.

Au niveau de la 1re dorsale, même aspect ; mais la sclérose s'accentue dans le territoire pyramidal et, d'autre part, tend vers les parties latérales à revêtir l'apparence annulaire.

Au niveau de la 4e dorsale, la sclérose est très marquée dans le cordon latéral et forme de véritables placards triangulaires dont la base est la périphérie de la moelle et dont le sommet répond à la partie profonde de la substance blanche ; il y a très nettement envahissement d'origine périphérique.

Dans le cordon de Goll, la sclérose est moins diffuse, elle se présente en îlots dans la partie moyenne de ce cordon.

Au niveau de la 9e dorsale, la sclérose des cordons latéraux s'est diffusée et ne présente plus l'aspect de placards triangulaires. Dans le cordon de Goll, on voit la sclérose prendre naissance autour du sillon postérieur et d'une travée latérale.

Au niveau de la 10e dorsale, l'apparence est la même.

Au niveau de la 11e dorsale, la sclérose reste très marquée dans le cordon latéral et surtout accentuée au niveau du territoire pyramidal.

Dans les cordons postérieurs, il n'existe que peu ou pas de sclérose.

Dans la région lombaire, on voit décroître progressivement le sclérose des cordons postérieurs et on constate la persistance dans la zone pyramidale de légères lésions.

L'examen du bulbe qui a été pratiqué montre que la sclérose se poursuit jusqu'à niveau des noyaux de Goll. La sclérose pyramidale disparaît peu à peu.

OBSERVATION XIII. Service de M. le professeur DIEULAFOY
(Clinique médicale de l'Hôtel-Dieu).

J. Duv..., 35 ans. Se présente à la consultation de l'Hôtel-Dieu le 13 novembre 1903.

Il se plaint, depuis 5 à 6 ans, de douleurs en coups de fouet dans les jambes, de douleurs de la nuque ayant un caractère permanent, accompagnées d'éblouissements, mais sans vertige véritable. Il n'a jamais eu de crises viscérales : ni douleurs gastriques, ni vésicales, ni rectales, ni néphrétiques. Il n'a pas eu d'ictus. Pas de troubles laryngés nets. Cependant, il s'est parfois réveillé la nuit avec la sensation qu'il étouffait. Il présente de l'incontinence d'urine, survenant dans la journée, sans qu'il s'en aperçoive, ou la nuit et surtout avant ou après le coït. Il n'a pas de faiblesse marquée des jambes, mais cependant, depuis un an, il ne peut plus courir ; le fait de monter un escalier le fatigue beaucoup. Sa puissance génitale est très diminuée.

Les pupilles sont punctiformes, égales ; ne réagissent pas à la lumière ; la gauche est déformée.

Pas de signe de Romberg net.

Les réflexes rotuliens et achilléens existent des deux côtés; cependant, à gauche, les réflexes rotulien et achilléen sont plus faibles qu'à droite. Des deux côtés, il existe une extension des orteils très nette.

Pas de troubles de la sensibilité.

5 décembre. — La recherche de l'extension des orteils est faite par M. Babinski ; elle existe très légère pour le gros orteil droit, un peu plus accentuée pour le gros orteil gauche. On constate, en outre, à droite de *l'abduction des orteils* (signe de l'éventail).

OBSERVATION XIV (Service de M. le Dr DUPRÉ).

Sclérose combinée tabétique.

Le nommé Warr..., âgé de 55 ans, coiffeur. Entré le 15 avril 1903, salle Saint-Denis, lit n° 4 *bis* (Hôtel-Dieu).

La maladie débute, en 1898, par des douleurs dans les deux membres inférieurs, survenant surtout dans la nuit, passant tantôt dans une jambe, tantôt dans une autre, durant quelques secondes, lui donnant la sensation d'un tortillement de la peau et des nerfs.

Le malade va consulter M. Brissaud à l'hôpital Saint-Antoine; on lui donne des pilules de nitrate d'argent; il les prend pendant quelques semaines et est obligé de cesser à cause des douleurs d'estomac qu'elles provoquaient. En dehors de ces douleurs provoquées, il en existait, de temps en temps, de spontanées, légères, durant peu de temps. Une seule fois, plus récemment, en 1902, il a eu une crise gastrique douloureuse sans vomissements qui a duré une heure.

Les douleurs persistaient, puis en 1901 apparaissent des fourmillements dans les mains et une diminution de la sensation de relief des objets qui l'obligent à cesser son travail. Il va à la consultation de la Salpétrière ; on le considère comme ataxique et on lui fait suivre un traitement électrique.

La marche était devenue pénible; cependant il allait et venait encore.

Le 5 mars 1903, étant accoudé sur le parapet du quai de l'Hôtel-de-Ville, il sent tout à coup ses jambes faiblir sous lui. Depuis le matin, cependant, il avait remarqué quelque faiblesse dans la marche. Il appelle à son secours, on vient le soutenir, on le rentre chez lui, il peut toutefois monter l'escalier avec quelque aide. Il se couche, et depuis cette époque il a toujours gardé le lit.

Dans le cours de cette maladie, il n'a jamais eu de diplopie. Sa vue est légèrement affaiblie, il peut encore lire facilement son journal. Il a conservé la notion des couleurs : bleu, vert, rouge.

Jamais il n'a eu d'ictus. Jamais il n'a eu de laryngisme, ni d'ictus laryngé, ni d'accès de suffocation.

Pas de crises rectales, ni anales, ni uréthrales : Il laisse échapper ses urines depuis un an environ. Il a perdu les érections depuis 7 à 8 mois,

Quand on découvre le malade, on est frappé de l'attitude des pieds ; le pied est peu ou pas tombant, mais il est tourné en dedans en varus, la plante regardant en dedans ; ballotte très légèrement.

La force musculaire est diminuée, mais conservée d'une façon encore suffisante dans tous les segments des membres inférieurs. La marche cependant est impossible, même le malade soutenu, à cause de l'excessive incoordination d'une part, et aussi à cause de l'attitude du pied, surtout du pied gauche, dont le bord interne seul repose sur le sol.

L'incoordination dans les mouvements isolés est très grande. Le malade a perdu la notion de position de ses membres dans son lit.

Il existe un léger degré d'atrophie musculaire des cuisses et des jambes des deux côtés.

L'incoordination existe aussi pour les membres supérieurs, quand on demande au malade de poser son doigt sur son nez ou sur une croix dessinée sur le lit.

Les réflexes rotuliens ou achilléens sont abolis, les réflexes tendineux des membres supérieurs sont également absents.

Le réflexe plantaire est en extension des deux côtés.

Il n'y a pas de clonus du pied, mais l'excitation de la pointe du pied provoque de temps en temps une légère trépidation épileptoïde. Quelquefois cette trépidation se produit spontanément et dure quelques secondes.

En dehors de l'attitude permanente du pied en varus et de la saillie de la corde du jambier antérieur à droite, qui créent une sorte de phénomène de Strümpell statique, on peut provoquer le « tibialis phœnomen » des deux côtés, mais surtout à gauche.

Pas de réflexe crémastérien ni de réflexe abdominal.

On constate au niveau de la cuisse droite la cicatrice d'une balle reçue en 1870 qui aurait intéressé le nerf sciatique. Cependant le malade n'a jamais eu de paralysie de cette jambe.

La sensibilité est un peu diminuée, il existe quelques erreurs de localisation surtout au niveau de la cuisse gauche. Il existe un retard de la perception de deux à trois secondes.

La sensibilité des nerfs est conservée au cubital et au sciatique poplité externe.

Les sensibilités trachéale, épigastrique et testiculaire sont conservées.

L'oreille gauche a perdu l'audition à 30 centimètres, l'oreille droite entend à plus de 50 centimètres.

Pas de paralysie oculaire.

Langue normale.

Pupilles : réaction abolie. Inégalité pupillaire au profit de la droite.

Pas de syphilis ; deux blennorragies, une orchite.

Pas d'autres maladies.

La femme a eu deux fausses-couches et deux enfants. Les deux fausses couches sont le 2e et le 3e. Le 1er enfant est mort de convulsions. L'enfant vivant est bien conformé et bien portant.

OBSERVATION XV. — *Tabès. Cécité. Cachexie progressive.*
Service de M. PIERRE MARIE (Hospice de Bicêtre).

Le nommé Salius, Marie Louis-Edouard, âgé de 57 ans, sculpteur ornemaniste. Entré le 27 avril 1891, salle Perdiguier, lit n° 47.

Antécédents héréditaires. — Père syphilitique en 1841, soigné par Ricord (malade né en août 1841), mort en 1853 ou 1854 ataxique (?). Mère morte en 1852 ; aurait pris la syphilis de son mari. (Renseignements fournis à M. Fournier.)

Sept frères et sœurs : les quatre premiers (nés avant le malade) sont bien portants, les trois derniers sont tous malades, ainsi que leurs enfants ; une sœur, née immédiatement après la malade, est morte au bout de quelques mois ; un frère, premier né, mort à la naissance.

Antécédents personnels. — Variole noire à 18 ans, quoique vacciné (en 1859, il y avait une petite épidémie). Bien portant jusqu'à 41 ans : jamais de chancre ni boutons quelconques. Sa femme est bien portante.

La maladie a débuté alors par des douleurs vagues dans les reins et par une grande lassitude, puis par des douleurs fulgurantes qui ont augmenté de fréquence et d'intensité. Les urines sont devenues troubles et épaisses et déposant « comme de la gélatine blanc-jaunâtre ». Il est allé consulter M. Fournier, qui a recueilli dans le service de M. Ricord les renseignements sur sa famille (1881). Est resté 45 jours dans le service de M. Fournier qui lui a fait prendre de l'iodure et donner des douches. Dès le début, la vue a considérablement et progressivement baissé : en 1881, le malade ne voyait plus du tout. En même temps *la force des jambes a diminué et, depuis 1881, le malade n'a plus pu se lever.*

Entré à Bicêtre le 27 avril 1891. Depuis cette date, difficulté à uriner et mictions nocturnes involontaires ; depuis la même époque : constipation opiniâtre et ténesme rectal continuel ; pas de douleurs vésicales. Pas de troubles viscéraux autres (crises gastriques ou laryngées, etc.), sensations de fourmillements dans les bras, pas de troubles trophiques, douleurs fulgurantes très violentes et presque continuelles dans les jambes et le rectum ; ouïe très diminuée surtout à gauche ; bourdonnements fréquents et intenses. Sensibilité très atteinte, mais à un degré qu'il est difficile de fixer, l'examen étant rendu très difficile par la continuité des douleurs. Perte presque absolue de la notion de position de ses membres ainsi que du sens musculaire : ne se rend nullement compte des mouvements que l'on fait exécuter à un segment quelconque de ses membres. Le bras droit a beaucoup moins de force que le gauche : il en est de même aux membres inférieurs. A pris de l'iodure pendant une dizaine d'années jusqu'en 1891.

Emaciation, facies tiré, un peu de myosis de l'œil gauche, un peu de divergence des axes oculaires, légère chute de la paupière gauche. Quand il a commencé à perdre la vue, se trompait souvent sur la situation des objets et prenait des couleurs les unes pour les autres. Depuis qu'il est aveugle, les symptômes ont continué à progresser.

Absence de réflexes rotuliens. Absolument confiné au lit.

Pendant la diminution de la vision, les objets se sont brouillés progressivement, il n'a jamais eu de scotome. D'habitude, il a devant les yeux un brouillard clair, qui devient absolument noir quand il a ses crises. Le début de l'affection a eu lieu par des douleurs dans les mains, il laissait échapper son marteau, a eu des douleurs dans les reins également. Début des troubles oculaires un peu avant 1881.

Les douleurs rectales et le ténesme rectal étaient très prononcés et continuels; il y avait un peu de prolapsus de l'anus, le malade s'y introduisait constamment les doigts; il se plaignait sans cesse.

Autopsie. — La moelle est petite, elle présente un épaississement piemérien à la région dorsale et à la région cervicale. J'ai pu faire son examen microscopique à l'aide des coupes colorées au Weigert, Weigert-Pal (1). D'autre part je dois à l'obligeance de M. Kattwinkel, de Munich, des préparations microscopiques faites par lui pour ce cas, ainsi que pour quelques autres : Ab..., Gore..., Faur..., Vrous..., Ros..., Dego...

Au niveau de la *moelle sacrée*, on constate la sclérose des parties latérales des cordons postérieurs. La partie médiane au contraire est relativement respectée. On constate dès ce niveau quelques traces de sclérose du cordon latéral.

Dans la *moelle lombaire*, la partie postérieure du cordon postérieur est complètement sclérosée. Seule la partie ventrale du cordon est respectée. Au niveau du cordon latéral, on constate un triangle de sclérose dont la base répond au bord de la moelle et dont le sommet s'enfonce vers la substance grise.

Au niveau de la *moelle dorsale*, de la 8e à la 12e dorsale, la sclérose des cordons postérieurs est plus accentuée.

La sclérose du cordon latéral occupe la région du faisceau cérébelleux direct et une partie de la zone pyramidale. La colonne de Clarke est très atteinte: on ne trouve pas traces de cellules, de la 3e à la 6e racine dorsale, les lésions sont sensiblement les mêmes; la colonne de Clarke est toujours atteinte.

Au niveau de la *moelle cervicale*, dans les cordons postérieurs, les cordons se sont limités au cordon de Goll surtout dans sa partie postérieure; dans les cordons latéraux, la sclérose occupe une bande étroite répondant à la périphérie de la moelle, c'est-à-dire occupent le faisceau

(1) Voir la planche annexée à la fin du volume. Planche I. D, E, F.

cérébelleux direct. La colonne de Clarke, au niveau de la 8e cervicale, est encore lésée.

L'examen du *bulbe* et du *cervelet* a été fait par Kattwinkel ; il a pu y poursuivre la dégénérescence du cordon de Goll jusqu'au niveau des noyaux. La lésion des faisceaux cérébelleux a pu être poursuivie jusqu'au pédoncules cérébelleux.

OBSERVATION XVI. — *Tabes supérieur. Corps granuleux dans les cordons postérieurs et latéraux.* Service de M. PIERRE MARIE (hospice de Bicêtre.)

Le nommé Desper..., Charles, âgé de 65 ans, menuisier. Entré le 27 avril 1898.

En 1881, douleurs dans l'œil droit, et au même moment l'ouïe aurait baissé dans l'oreille droite ; la montre n'était pas entendue à la distance d'un centimètre ; au contraire, admirablement entendue quand on l'appliquait sur le crâne. Il a eu de la diplopie très nette lorsqu'il regardait à droite ; la diplopie disparaissait quand il regardait à gauche. A ce moment il aurait eu du vertige oculaire.

Les choses sont restées ainsi jusqu'au 27 septembre 1897, époque à laquelle son œil gauche s'est fermé tout d'un coup pendant la nuit. Depuis lors, l'œil est resté fermé : le malade en est satisfait parce que, dit-il, il n'a plus de vertige et ne voit plus double.

Dès avant 1881, il avait une impuissance absolue physique et psychique. Vers 1881, il avait éprouvé un affaiblissement du côté gauche, mais en réalité cela a été purement névropathique, et cette hémiplégie gauche, si tant qu'elle ait existé, n'a jamais rien eu d'organique.

État actuel. — L'œil gauche est fermé, mais il est tout à fait évident que c'est une occlusion active, et non pas paralytique. L'abondance des plis cutanés l'indique nettement : la paupière supérieure gauche participe à tous ces mouvements de clignement de la droite. Quand on relève la paupière avec le doigt, on éprouve une résistance assez marquée : on constate que l'œil gauche n'est nullement dévié et ne présente rien d'anormal.

Quand on le fait marcher, il est un peu raide tout d'abord dans les premiers pas, mais après il marche assez bien, quoique les jambes un peu écartées.

5 *septembre* 1902. *Motilité. Marche.* — Le malade ne peut pas se tenir sur ses jambes qui plient sous lui. Cependant, quand on le soutient un peu, il peut marcher ; on remarque alors qu'il n'y a pas d'incoordination. Il ne talonne pas, il ne steppe pas, il avance les jambes et fait des pas réguliers. En marchant il sent très bien le sol et n'accuse aucune sensation spéciale.

On ne peut lui faire exécuter d'autres exercices, car ses jambes sont très souples.

On ne peut pas chercher le signe de Romberg.

Quand on croise les jambes du malade dans son lit, il reconnaît très bien la position de ses jambes et ne se trompe jamais.

Il n'y a aucune paralysie des membres inférieurs. Les mouvements de flexion, extension, adduction et abduction dans les différents segments des membres sont conservés, mais légèrement diminués. Il semble y avoir une asthénie musculaire générale.

Les masses musculaires sont molles et flasques. Leur volume est notablement diminué d'une façon uniforme ; il n'y a pas d'atrophie plus marquée pour un groupe musculaire.

Membres supérieurs. — Il y a une incoordination assez marquée. Quand on dit au malade de prendre son verre, il porte la main dans la direction du verre, mais il bute et repousse le verre avec l'extrémité de ses doigts trop étendus, puis il arrive à fermer la main qui serre fortement le verre et le porte vers la bouche. Pendant ce temps il se produit des mouvements de supination et de pronation de l'avant-bras et des mouvements de flexion et d'extension du poignet.

Si le verre est plein, le malade renverse toujours une partie du liquide.

Le but est atteint et il arrive à boire.

Il ne peut pas prendre une épingle sur un plan lisse. Il ne peut pas non plus boutonner sa chemise.

Sa force musculaire est cependant conservée dans les deux membres supérieurs et le malade oppose de la résistance à tous les mouvements de flexion, extension, abduction, pronation et supination que l'on exécute.

Réflexes rotuliens conservés des deux côtés.

Réflexes plantaires en flexion des deux côtés.

Réflexes contralatéraux des adducteurs existent.

Réflexes crémastériens abolis.

Réflexe pharyngé conservé.

Réflexe des poignets conservé.

Sensibilité tactile. — Presque abolie surtout à la surface du corps, sauf au niveau des plantes des pieds et au niveau des paumes des mains.

Sensibilité à la piqûre. — Membre supérieur droit conservé, membre supérieur gauche notablement diminué et avec un retard manifeste.

Membres inférieurs, sensibilité conservée.

A la face, sensibilité conservée.

La sensibilité au pincement conservée partout.

Les réflexes conjonctivaux conservés.

Sensibilité thermique. — Conservée sur tout le corps, au froid comme au chaud.

Sensibilité stéréognostique. — Le malade ne reconnaît pas une pièce de dix centimes. Il dit simplement qu'il sent bien que c'est froid. Il ne reconnaît pas non plus une clef, un canif, mais il reconnaît son verre à boire.

Sensibilité subjective. — Le malade se plaint d'une douleur survenant par crises au niveau des deux régions temporales.

Il se plaint d'une sensation de froid autour du corps, il a besoin toujours d'être très couvert ; il ne frissonne jamais.

Larynx. — Le malade parle d'une voix légèrement nasonnée et à chaque reprise inspirative il se produit un sifflement très net. De plus le malade se plaint d'avoir quelquefois été gêné pour respirer surtout la nuit, et cette gêne serait due à un serrement au niveau du larynx.

Pharynx. — Quand le malade est au repos ou quand il dort, la bouche est toujours légèrement ouverte, et la langue exécute des mouvements de propulsion et de rétropulsion entre les deux arcades dentaires, mouvement lent presque arythmique. La langue n'est pas déviée quand il la tire.

Le malade avale assez bien les liquides comme les solides, cependant il dit que souvent il lui arrive d'avaler de travers, et les liquides refluent quelquefois par le nez.

Cœur. — Régulier. Pas de bruits anormaux. Le malade n'accuse aucun trouble cardiaque. Jamais eu d'angine de poitrine.

Pouls régulier, 90 pulsations.

Appareil respiratoire. — La respiration est un peu accélérée, 25 *respirations à la minute.*

Les mouvements respiratoires sont réguliers ; il n'y a pas d'apnée à l'auscultation, on ne trouve que de gros râles muqueux de bronchite.

Estomac. — Le malade dit avoir eu il y a deux ans des douleurs épigastriques. Ces douleurs survenaient surtout après les repas sous forme de crampes, duraient peu de temps, et le malade se portait bien dans l'intervalle de ces crises douloureuses. Il a dit n'avoir jamais vomi.

Depuis trois ans environ le malade se plaint très souvent de la diarrhée. Il ne perd cependant jamais ses matières. Il n'a pas d'hémorroïdes.

Appareil urinaire. — Il urine facilement, ses urines sont claires, ne contiennent pas de sucre, ni albumine, ni pigments anormaux.

Il se plaint de douleurs vésicales et périnéales très pénibles. Souvent en urinant il a une sensation de brûlures le long de l'urèthre au moment du passage de l'urine. Il n'a jamais eu d'incontinence d'urine ni de rétention.

Appareil génital. — Il se plaint d'avoir souvent des douleurs contractives dans ses testicules et le long de son cordon.

Le sens génital est très affaibli.

Appareil visuel. — On remarque tout d'abord que l'œil gauche est fermé. La fente est très rétrécie. Mais il ne semble pas qu'il s'agisse d'une occlusion paralytique par ptosis. La paupière supérieure seule participe à tous les mouvements de clignement de la droite. On constate de plus de nombreux plis cutanés sur la paupière supérieure et, quand on relève cette paupière avec les doigts, on éprouve une résistance assez marquée. Il semble donc s'agir d'une occlusion active.

On constate que l'œil gauche n'est nullement dévié et ne présente rien d'anormal.

Les mouvements du globe oculaire sont intacts.

Il n'y a pas d'irrégularité pupillaire.

Il n'y a pas abolition du réflexe pupillaire à la lumière.

Autopsie le 17 octobre 1902. — Rien d'appréciable dans le *cerveau* et le *cervelet*.

La *moelle* présente au niveau de sa face postérieure une légère adhérence de la pie-mère et de la dure-mère. Cette adhérence produit une cloison tout à fait mince mais assez étendue et dans le sens antéropostérieur.

L'épaississement pie-mérien est considérable dans la région dorsale moyenne.

La pie-mère est tellement épaissie qu'elle prend l'aspect de tartine de beurre de certaines péricardites. Il n'existe à la face interne de la dure-mère aucun dépôt analogue ou adhérence spéciale.

Dans la région lombaire la pie-mère devient presque tout à fait transparente.

De même dans la région cervicale supérieure.

Les racines de la queue de cheval sont très peu atrophiées. C'est à peine si on trouve une légère teinte grisâtre.

Le 17 décembre 1902. — Après deux mois de durcissement on commence à faire des coupes microscopiques de la moelle; on constate qu'il existe des épaississements de la pie-mère allongés dans le sens vertical dans toute la région dorsale et uniquement dans celle-ci, car même la région dorsale supérieure en est presque libre et seulement à la partie postérieure de la moelle.

La coloration de Weigert révèle l'existence de lésions des cordons postérieurs.

La coloration de Marchi révèle l'existence de corps granuleux *des cordons latéraux et des cordons postérieurs.*

§ II. — Scléroses combinées spasmodiques.

OBSERVATION XVII. — *Sclérose combinée. Démarche cérébello-spasmodique.* Service de M. PIERRE MARIE (hospice de Bicêtre).

Boch..., 53 ans, cocher. Jusqu'à il y a dix ans (1886), aucune maladie, sauf à dix-sept ans deux blennorragies; pas de syphilis.

C'est en 1886 que sa maladie débute par des troubles psychiques particuliers : il lui arrive plusieurs fois dans son métier de cocher de suivre une rue dans une direction opposée à celle qu'il doit suivre, malgré les avis du client, et de ne s'apercevoir de son erreur qu'à l'extrémité de la rue. Il lui est arrivé dans les rues circulaires ou quadrilatères de faire le tour d'un monument, de ne pouvoir en sortir. Perte partielle de la mémoire des lieux.

Cela dure un an.

En 1888, apparition de douleurs lancinantes dans les membres inférieurs ; puis 2 ou 3 ans après douleurs identiques dans les membres supérieurs.

Ces douleurs ont beaucoup diminué depuis 1892 ou 1893.

Les pupilles réagissent bien à la lumière, peut-être un peu de myosis gauche. Voit bien. Voit les couleurs. Voit toujours double. Diminution de l'ouïe : 4 centimètres des deux côtés. Pas de paralysie faciale ; pas d'hémianopsie.

Réflexes exagérés nettement. Force des bras et des mains, sensibilité intacte, sauf à la face antéro-externe des cuisses où elle est diminuée.

Pas de réflexe contralatéral. Réflexe pharyngien existe. Perte des dents.

Sensation de faiblesse des jambes, sensation de mollesse des pieds ; lorsqu'il est longtemps debout, ses pieds lui semblent comme du caoutchouc, mais il sent ordinairement sur quoi il marche.

Pas d'hyperesthésie plantaire.

En 1887, le malade avait de grands ennuis, pertes d'argent, ennuis de famille, contraventions, quelques grands excès qui peuvent avoir provoqué les troubles du début.

La parole est un peu traînante, il est vrai qu'il est Alsacien, mais il s'est aperçu lui-même de l'altération de sa parole, qui date du début de sa maladie.

Cette difficulté de la parole ne se montre que quand il se met en colère.

Strabisme, il semble que ce soit diplopie dans les mouvements de convergence, paralysie associée de la convergence. A une certaine distance, ne voit pas double, il n'y a qu'en un point qu'il voit double et il n'y a de diplopie que pour les objets placés devant lui.

Pas de réflexe pupillaire à l'accommodation.

La démarche est un type de démarche cérébello-spasmodique.

Peut écrire et se sert bien de ses mains.

Pas de tremblement.

Polyurie, pollakyurie, besoins impérieux ; il lui arrive d'uriner dans son pantalon.

A eu quelques grands vertiges dans la période psychique du début, vertiges qui, une ou deux fois, l'ont forcé de s'arrêter dans la rue et de s'appuyer au mur ; il lui est arrivé aussi d'éprouver dans son lit comme une sensation de renversement.

Examen de l'œil. — Insuffisance de la convergence : diplopie croisée. L'objet se rapproche des yeux en commençant à 1 mètre ; la distance entre les images augmente à mesure que l'objet se rapproche des yeux. Images au même niveau, non inclinées. Le malade lit bien, même quand il ferme un œil.

Insuffisance de la divergence. Nous ne l'avons pas constatée, mais le malade dit que quelquefois il voit double les objets éloignés (globes des salles, pots à tisanes, etc.).

Cette diplopie durerait depuis 15 ans.

Cependant à l'inspection les yeux convergent assez, lorsque l'objet se rapproche.

État le 27 novembre 1902. — Réflexe du genou un peu augmenté, mais non exagéré.

Pas de clonus du pied.

Pas d'exagération du réflexe du poignet.

Réflexe cutané plantaire très difficile à obtenir (mais il semble qu'il soit plutôt en extension).

Quand il est arrivé à Bicêtre, en 1892, il avait énormément de peine à descendre les escaliers ; il était obligé de les descendre sur les fesses.

Pour marcher, il écarte un peu les jambes et jette en avant une jambe et frappe le sol, puis l'autre et ainsi de suite, *il ne frotte pas.*

Les genoux sont entièrement sensibles, il ne peut pas se mettre à genoux.

La flexion de la hanche est bonne.

La flexion du genou est bonne.

La flexion dorsale du pied presque tout à fait bonne.

L'extension de la hanche est bonne.

L'extension de la jambe assez bonne.

Le dynamomètre donne à droite = 32.

     —   — à gauche = 27.

L'abduction du bras est bonne.

La flexion du coude très bonne.

Affaiblissement génital, mais il n'y a pas disparition complète.

La langue est moins épaisse à gauche qu'à droite.

L'adduction des cuisses peut se faire complètement.

L'abduction est assez bonne.

Quand on le fait tenir debout, les pieds écartés, il se tient bien et n'oscille pas beaucoup plus quand on lui ferme les yeux.

Si on lui fait rapprocher les pieds, il a beaucoup de peine à se tenir avec les yeux fermés aussi bien qu'avec les yeux ouverts.

Quand on lui fait toucher un objet avec les pieds, les yeux fermés, il ne présente point de véritable incoordination.

Souvent quand, se tenant debout, il a déjà les jambes un peu fléchies, il sent qu'elles se dérobent sous lui, mais il peut se redresser immédia-tement et n'est jamais tombé.

Les douleurs sont surtout marquées dans la région lombaire et ont toujours eu ce même siège depuis le début de la maladie; elles sont moins fréquentes cependant depuis trois mois, elles s'irradient en ceinture jusqu'à la région prépubienne.

Il peut marcher sans canne : la propulsion de chaque membre est brusque et étendue, mais la pointe du pied ne frotte pas le sol. La jambe n'est pas lancée follement. Il marche droit, sans titubation, même sans canne. Il semble qu'il ait de la peine à détacher la pointe du pied du sol, et qu'il l'en arrache avec force. Il y a un moment d'arrêt pendant lequel le talon est soulevé du sol, la pointe du pied y restant adhérente, et il semble qu'il y ait hésitation avant que le malade avance le pied. Il n'y a pas de talonnement très marqué, cependant on voit que c'est le talon qui porte le premier sur le sol.

Avec une canne il peut marcher mieux, son pas est toujours brusque, mais il peut le limiter et faire des pas plus courts.

Dans la première ou deuxième année de la maladie, dit le malade, il y eut des moments où une des jambes refusait tout fonctionnement pendant quelques instants, puis elle reprenait, et une heure après, l'autre jambe restait immobile. Il était obligé de s'asseoir, ne pouvant plus avancer. Les jambes fléchissent sous lui. Il s'asseyait, les jambes pouvaient fonctionner à nouveau au bout de quelques instants. Il lui est arrivé de demander une fois une canne chez un charbonnier, rue Lafayette, ne trouvant pas de banc pour s'asseoir.

Les jambes tremblaient particulièrement quand il descendait un escalier. La jambe sur laquelle reposait le poids du corps se mettait à trépider. Il lui était impossible de descendre de son domicile situé à Montmartre, par les escaliers publics autrement qu'en s'asseyant sur les marches.

A Bicêtre, il tremblait encore en descendant de l'infirmerie spéciale ; mais, petit à petit, ce tremblement a diminué, et, actuellement, il ne l'éprouve plus.

Il a des envies impérieuses et douloureuses d'uriner et très fréquentes (toutes les deux heures au moins) et quatre fois coup sur coup après le déjeuner.

N'a jamais eu de crises gastriques.

N'a jamais eu, semble-t-il, de crise laryngée, ni de laryngisme.

N'a jamais eu d'ictus.

A encore des érections.

Il semble que la force musculaire soit diminuée dans la flexion de la bouche à droite et à gauche.

Elle est intacte dans les autres segments.

Pas d'asynergie. Équilibre statique dans le décubitus latéral.

Pas d'hypotonie. Aucune contracture.

Réflexes rotuliens forts.

Pas de clonus du pied.

Réflexes crémastérien et abdominal conservés.

Inégalité pupillaire au profit de la gauche.

La pupille droite est très déformée.

Les deux pupilles réagissent à la lumière.

OBSERVATION XVIII. — *Sclérose combinée spasmodique.* Service de M. PIERRE MARIE (hospice de Bicêtre).

Rau..., âgé de 45 ans, maréchal-ferrant, entré le 17 avril 1897, salle Devillas.

Il y a 8 ans, s'est aperçu de son affection par des troubles de la démarche. Un jour, ayant essayé un cheval dans son métier de maréchal-ferrant, il descendit et ne put marcher comme à l'ordinaire. Pendant trois mois ensuite il eut de plus en plus de peine à marcher ; il titubait, il ne se sentait plus solide sur les jambes. Il cessa alors son travail et se coucha pendant quelques jours, et quand il se releva il lui fallut se servir de béquilles. On le plaça alors dans une maison religieuse à Domfront. Il ne marchait qu'avec des béquilles, et par moment s'effondrait sur lui-même et tombait ; il s'est fait ainsi une fracture du poignet droit et deux fractures de la jambe droite.

Il resta deux ans dans cette maison et vint à Paris : la démarche s'était améliorée. Il se fit hospitaliser successivement chez MM. Raymond et Dreyfus-Brisac à Lariboisière, chez M. Bablnski à la Pitié, chez M. Gilles de la Tourette à la Salpêtrière, chez M. Raymond.

Depuis le début de la maladie, aux troubles de la démarche se sont joints quelques autres symptômes.

Les douleurs qui occupent spécialement la région lombaire reviennent plusieurs fois par jour, s'accompagnant d'irradiations en ceinture et de gêne de la respiration, sans caractère fulgurant, assez analogue aux douleurs d'un lumbago.

Il a aussi des douleurs dans les membres inférieurs, mais non fulgurantes, lui causant plutôt une sensation de morsure et actuellement une sensation de fourmillement.

Il a eu à plusieurs reprises des douleurs fulgurantes dans les deux derniers doigts de la main et du pied gauches.

Quand il marche, il sent mal le sol, il lui semble qu'il est sur du caoutchouc. Et, enfin, il ne peut se guider la nuit.

Il a eu depuis 4 ou 5 ans jusqu'à ces derniers temps une exagération de la sensibilité au niveau des genoux et un peu au-dessus, à tel point qu'on ne pouvait le toucher sans le faire sursauter.

Cette sensation a disparu aujourd'hui.

Il se sert difficilement des membres supérieurs qui sont inhabiles.

Pas de troubles des sensibilités spéciales. Pas de troubles bulbaires, ni encéphaliques.

Il y a 2 ou 3 ans, il a éprouvé des troubles gastriques, qui ont duré 8 à 10 jours et qui étaient accompagnés de nausées.

Il urine à peu près normalement, sauf une tendance à laisser l'urine s'écouler dès que l'envie apparaît, mais il n'a jamais eu d'incontinence ni de rétention vraie.

A encore des érections.

Pas d'autres troubles viscéraux.

Examen du malade *le 25 avril* 1899. — Au lit, remue les jambes avec facilité, ne peut cependant les maintenir en l'air sans incoordination. Peut les croiser facilement.

La démarche est anormale. Quand il se lève, il pose avec brutalité les pieds par terre en appuyant surtout du talon. Il se met en marche les jambes écartées, doit se servir d'une canne.

Il s'avance en regardant ses pieds, en titubant, en appuyant toute la plante du pied, en frappant surtout du talon ; mais il ne lance pas les jambes follement en avant, puisqu'il les soulève nettement du sol.

On peut juger difficilement de son écriture : il n'a jamais su écrire que son nom ; mais il le fait actuellement d'une façon illisible. Quand on lui commande de saisir une épingle, sa main, surtout la main droite, plane et hésite.

Pas de tremblement, signe de Romberg.

Réflexes rotuliens exagérés, surtout à droite.

Pas de phénomène du pied. Réflexes du poignet et du coude exagérés.

Réflexes cutanés. — Crémastérien, abdominal, plantaire conservés et normaux.

Sensibilités tactiles, à la piqûre, à la température, absolument normales. — Pas de retard.

Sensibilités spéciales.

Ouïe normale.

Vue à peu près normale ; lit à 5 mètres les tableaux de de Wecker, sauf la dernière ligne. Champ visuel normal.

Myosis.

Pas de paralysie oculaire, les réflexes pupillaires sont conservés.

Flexion des différents segments des membres inférieurs parfaite.

Extension des différents segments des membres inférieurs parfaite.

Adduction des genoux complète.

Pas d'incoordination des membres supérieurs.

Examen des viscères. — Rien d'anormal, sauf un deuxième bruit du cœur bien claqué à la base (foyer aortique).

Antécédents. — Fluxion de poitrine à l'âge de 16 ans et une autre à l'âge de 28 ans.

Aucune maladie entre l'âge de 28 ans et l'âge de 38 ans.

N'a jamais eu la vérole.

Aurait eu une grande fatigue qui l'a couché pendant plusieurs semaines au moment des manœuvres (28 jours) à l'âge de 20 ans.

Marié en 1875 à l'âge de 29 ans. A une fille âgée de 22 ans, bien portante. Pas d'autre enfant, pas de fausse couche.

Antécédents héréditaires. — Père et mère morts de la fièvre.

Étaient 7 enfants.

1 mort de laryngite.

1 mort en 1870.

L'autre mort d'un traumatisme de la jambe (accident de voiture).

1 autre de mort inconnue.

Restent 3 enfants : 2 sœurs bien portantes.

État du malade le 28 mai 1902. — Depuis l'examen du 25 avril 1899, aucun incident à noter ; pas d'ictus, pas de paralysie. Le malade trouve qu'il se fatigue plus facilement, mais il ne semble pas que sa démarche soit devenue plus difficile.

Le malade a de temps en temps encore les mêmes douleurs dans les reins, les mêmes sensations de fourmillements dans les membres inférieurs.

Il entend et voit comme il y a trois ans. Il n'a pas eu de nouveaux troubles gastriques.

Il n'a pas d'incontinence d'urine, mais l'envie d'uriner est pressante, sans toutefois être douloureuse.

Les érections persistent.

La démarche a les mêmes caractères. Brusquement, il pose le talon et en frappe le sol. Il est obligé de s'aider d'une canne, qu'il tient toujours de la main droite. La jambe droite est soulevée du sol plus que la gauche et retombe avec plus de violence. Le malade ne peut marcher en tenant la canne de la main gauche : c'est comme s'il n'avait pas de canne.

Quand il marche sans canne, les caractères de la démarche (talonnement brusque surtout marqué à droite) s'accentuent. Quand il fait demi-tour, il hésite. Par moments, il semble qu'il va tomber, mais il se remet d'aplomb par un mouvement brusque.

Se tient parfaitement debout immobile, mais par moments, la jambe droite se fléchit brusquement sur la cuisse, puis se redresse.

Ne peut se tenir debout sur une jambe, même en ouvrant les yeux ; sur deux jambes, en fermant les yeux, se tient difficilement debout.

Aux membres supérieurs, il a quelques hésitations dans les mouvements, quand on lui commande de prendre une épingle, une allumette.

Pas de nystagmus.

Pas de troubles de la parole ni de la prononciation.

Quand on le fait boire, la main se porte peut-être en dehors et un peu rapidement vers le verre, mais les mouvements sont ensuite normaux.

Quand on le fait mettre à genoux sur une chaise, le genou gauche commence par prendre appui sur le bord de la chaise, puis est soulevé et retombe avec violence sur le siège, par un mouvement analogue au talonnement de la démarche. Le genou droit fait ensuite un même mouvement.

Couché, si on lui fait fléchir la jambe et la cuisse sur le bassin et si on lui fait soulever le segment du membre en le maintenant en l'air pendant quelques instants, avant de retomber, le pied est animé de quelques oscillations latérales.

Quand on fait coucher le malade et quand on lui commande de soulever les jambes en l'air, elles sont animées d'oscillations latérales. Elles ne demeurent immobiles que lorsqu'on les place à un degré d'écartement maximum.

Pas de signe de Robertson.

Réflexes rotuliens fort exagérés.

Réflexe achilléen gauche aboli ou presque nul.

Réflexe achilléen droit conservé.

Flexion des orteils.

Réflexe crémastérien conservé.

Réflexe abdominal conservé.

Pas de troubles de la sensibilité.

Tous les mouvements sont en général conservés, mais on note une légère diminution de la force musculaire dans toutes les fléchissures à droite par comparaison avec la gauche.

Janvier 1903. — Il n'accuse pas de douleurs lombaires. Pas de douleurs dans les jambes. Fait assez bien les mouvements successifs de supination et de pronation.

La démarche sans canne se fait avec titubation ; quand il cherche à faire demi-tour sans canne, il esquisse le mouvement, puis, avant de repartir droit devant lui, a un temps d'arrêt pendant lequel il cherche son équilibre (il y a un peu d'analogie avec le temps d'arrêt du Parkinsonien en propulsion qui veut changer de direction).

Dans les mouvements des membres inférieurs, on retrouve comme plus haut quelques phénomènes qui semblent relever plus de l'asynergie que de l'incoordination.

Observation XIX. — *Paraplégie syphilitique.* Service de M. Pierre Marie (hospice de Bicêtre).

Dego..., Claude-Marie, 34 ans, garçon de laboratoire, entre à l'infirmerie de Bicêtre le 10 juin 1896. Il est à Bicêtre pour une paralysie des jambes depuis le 17 novembre 1893. A l'âge de 12 ans, il aurait eu hémiplégie du côté gauche dont il se souvient peu, mais le médecin aurait dit : paralysie infantile consécutive à une rougeole? Il paraît s'être bien guéri, puisqu'il a fait son service militaire, quoique parfois, à l'occasion des mouvements rapides, sa démarche ne fut pas normale.

En 1884, il eut un chancre qui fut considéré comme chancre mou et qui ne fut pas suivi d'accidents secondaires. Trois ans après apparurent des douleurs en ceinture, des douleurs dans le bas des reins et dans l'aine, lancinantes, très douloureuses, s'exaspérant la nuit, puis des douleurs dans les genoux, lancinantes et fulgurantes. Il entra alors à l'Hôtel-Dieu dans le service de Germain Sée, d'où il sortit en 1888 pour entrer comme garçon de laboratoire à la Faculté. Trois mois après, il fut obligé de rentrer à l'Hôtel-Dieu pour ses douleurs et depuis est impotent.

Le 11 février 1890, on constate l'existence d'une paraplégie spasmodique : il existe une contracture qui disparaît par la flexion des orteils. Les réflexes rotuliens sont exagérés ; le réflexe contralatéral existe un peu plus accentué à gauche. Les réflexes du poignet sont exagérés. La sensibilité est normale.

Il existe des troubles urinaires.

A un examen ultérieur, on constate que l'extension de la jambe droite est encore assez forte, que la flexion est presque nulle ; l'extension de la jambe gauche est très faible, la flexion presque nulle.

L'extension et la flexion de la cuisse gauche sont nulles. La flexion de la cuisse droite sur le bassin est nulle. L'extension de la cuisse droite sur le bassin est un peu conservée.

Il a été examiné autrefois par Charcot, qui avait constaté l'abolition des réflexes pharyngés et laryngés et avait pensé à l'hystérie ; le malade a du reste du dermo-graphisme.

M. Kattwinkel, qui l'a examiné en 1897, a constaté les mêmes faits. Le professeur Erb (d'Heidelberg), de passage à Paris en 1889, a fait le diagnostic de paraplégie syphilitique.

Examen histologique. — *Moelle lombaire*. — Il existe une légère sclérose de la zone médiane du cordon postérieur et une sclérose assez prononcée de la zone pyramidale du cordon latéral. Il existe quelques lésions du cordon antérieur.

Moelle dorsale. — *Dans sa partie inférieure*, la partie antérieure du cordon postérieur est plus atteinte que la partie postérieure, à l'inverse de ce que nous avons vu dans la plupart des cas et en particulier dans Depr... Le cordon latéral est atteint comme plus haut. Le faisceau cérébelleux direct paraît intact.

Dans sa partie moyenne, la sclérose des cordons postérieurs et latéraux occupe les mêmes régions et est plus accentuée. Cependant, le faisceau cérébelleux direct du cordon latéral est encore respecté.

Dans la partie supérieure, les lésions ne se sont pas modifiées. Le cordon antérieur est sclérosé.

Moelle cervicale. — La sclérose des cordons latéraux a les mêmes localisations. La sclérose du cordon antérieur est toujours accentuée. La sclérose du cordon postérieur diminue et se cantonne au cordon de Goll.

En résumé, l'aspect des lésions est le même de la région cervicale à la région dorsale inférieure. Nous pensons donc qu'il n'y a pas là de dégénération consécutive à une méningomyélite en virole ou à une myélite transverse, et qu'il s'agit d'une sclérose combinée par processus méningo-lymphatique diffus dans toute la hauteur de la moelle.

OBSERVATION XX. — *Paraplégie syphilitique.*
Service de M. PIERRE MARIE (hospice de Bicêtre.)

Le nommé Aug..., âgé de 72 ans, colporteur.

Il avoue la syphilis, mais il ne sait pas exactement de combien de temps son affection syphilitique a précédé son affection actuelle.

Le début de son affection remonte à 1861. Il n'a pas été marqué par une attaque, il a commencé par des troubles de la marche, qui se sont aggravés peu à peu.

Il traînait les deux jambes, mais il ne se servait pas de canne pour marcher.

Pas d'amyotrophie. Les réflexes rotuliens sont à peine marqués.

Pas de clonus du pied. Jamais de douleurs.

Pendant les six premiers mois, il y a de la paresthésie et des troubles de la sensibilité.

Incontinence d'urine et des matières fécales.

Décédé en 1900, à l'âge de 73 ans.

EXAMEN HISTOLOGIQUE. — *La moelle lombaire* ne présente pas de lésions des cordons postérieurs dans sa partie inférieure. Ces lésions apparaissent seulement au niveau de la première lombaire. La sclérose à ce niveau occupe toute la partie postérieure du cordon et s'attaque également au cordon de Goll et de Burdach. Les cordons latéraux sont sclérosés dans une zone en forme de coin ou de triangle dont la base répond au bord de la moelle et dont la pointe s'enfonce dans la substance blanche, englobant à la fois le territoire du faisceau pyramidal et du faisceau cérébelleux direct.

Il existe à ce niveau un épaississement de la pie-mère.

Moelle dorsale. — *Dans sa partie inférieure,* les lésions des cordons postérieurs se sont accentuées, les lésions des cordons latéraux sont plus marginales, s'étendent en forme de bande le long de la périphérie du cordon latéral.

Dans sa partie moyenne, la moelle a diminué de calibre, la sclérose dans le ordons postérieurs est toujours plus marquée dans la partie postér   périphérique du cordon. La sclérose des cordons latéraux est symét   que d'un côté, il n'existe que de très légères lésions marginales; de l'autre côté, il existe une sclérose plus étendue de forme irrégulière.

Dans sa partie supérieure, le cordon de Goll est seul atteint dans le cordon postérieur : au niveau du cordon latéral, il existe peu de lésions du cordon latéral ou quelques lésions en bordure.

Moelle cervicale. — On retrouve encore dans les lésions des cordons de Goll : les lésions du cordon latéral sont marginales et annulaires, donnant l'impression d'une origine méningo-lymphatique.

En résumé, il apparaît nettement à la région dorsale une méningomyélite en virole sur une certaine hauteur, entraînant par lésions méningées et lymphatiques une sclérose pénétrant la moelle de la superficie vers la profondeur; à la région cervicale on trouve nettement une dégénération ascendante du cordon de Goll; à la région lombaire une dégénération descendante des faisceaux pyramidaux.

OBSERVATION XXI. — *Paraplégie syphilitique*.

Service de M. P. MARIE (hospice de Bicêtre).

Laf... *L'histoire clinique est celle d'une paraplégie syphilitique. Examen objectif*. — Réflexe pharyngé très diminué ou aboli.

Réflexe pupillaire aboli.

Jamais de diplopie, vue assez bonne.

Pas de Romberg.

Les fonctions génitales sont ici baissées depuis le commencement et depuis longtemps sont abolies.

Les troubles de la motilité sont au début peut-être plus marqués à gauche, mais en réalité les deux jambes ont été très atteintes.

La flexion du genou est à peu près nulle. Celle de la cuisse tout à fait nulle.

Aucune adduction.

Aucune abduction.

Du côté des membres supérieurs, force complète.

Flexion du tronc entièrement affaiblie.

Flexion de la tête bonne.

Plutôt hyperesthésie; pas ou très peu de dermographisme.

Réflexes rotuliens forts, déterminent immédiatement la contraction spasmodique en extension des membres inférieurs.

Ceux des poignets existent, mais très faibles.

Cutané plantaire. — Flexion des 4 orteils, extension du gros orteil.

Crémastériens. — N'existent pas.

Pouls. — 90°.

Son émotivité est extrêmement augmentée depuis la maladie; il se met à rire et à pleurer.

L'intelligence n'a nullement baissé, la mémoire non plus.

Pas de vomissements.

La parole, d'une façon générale, n'est pas atteinte; cependant, depuis quelque temps, il trouve que sa langue est plus embarrassée.

Il ne marche pas du tout, et même, pour le faire tenir debout, on est obligé de le soutenir à deux personnes, car ses jambes se raidissent, et de le mettre dans une position telle qu'il puisse garder son équilibre.

Depuis le 10 ou 15 décembre 1901 on s'est aperçu qu'il avait une grosse eschare sacrée; malgré cela, il continuait à se faire porter dehors; a fini par s'aliter et est mort le 10 décembre 1902.

EXAMEN HISTOLOGIQUE. — *Moelle lombaire*. — Les cordons postérieurs ne présentent aucune altération. La méninge n'est pas épaissie, elle est au contraire un peu augmentée de largeur sur la coupe, sur les régions antérieure et latérale de la moelle.

Dans le cordon latéral, zone de sclérose triangulaire à base périphérique et dont l'un des côtés est dans le prolongement de la commissure grise. Ce triangle est donc compris tout entier dans la moitié postérieure du cordon latéral. Le sommet s'enfonce comme un coin dans la substance blanche dans l'angle formé par les cornes antérieures et postérieures, et cesse à peu près à l'union du tiers interne et des deux tiers externes de l'épaisseur du cordon latéral. Cette lésion est symétrique. On constate de l'un des côtés l'existence d'un vaisseau qui pénètre dans la zone de sclérose à la façon d'une épine. A un fort grossissement, on voit que ce vaisseau ne renferme pas de lumière, qu'il est composé d'un tissu fibreux entouré d'une zone de tissu raréfié, lâche.

Pas de lésions des cordons antérieurs. Pas de lésions cellulaires.

Sur une coupe de la moelle lombaire *un peu plus élevée*, on constate la même lésion des cordons latéraux avec la même forme triangulaire, mais le triangle est un peu moins étendu. La base du triangle est prolongée du côté des racines postérieures par une bande très légèrement indiquée de sclérose, qui était déjà soupçonnée du reste sur la coupe précédente.

Région dorsale. —Dans les cordons latéraux, la lésion est devenue beaucoup plus étendue; elle s'étend depuis les racines postérieures jusqu'au cordon antérieur sur le contour de la moelle, et en profondeur elle présente le même aspect sur tout le pourtour : la sclérose est très marquée à la bordure, le nombre des fibres augmente progressivement à mesure qu'on gagne la profondeur.

Dans les cordons postérieurs, la sclérose siège dans les cordons de Goll; elle est modérée, elle est limitée près de la périphérie de la moelle par l'entrée des vaisseaux qui se dirigent vers les cornes postérieures, mais elle se sépare de ces limites dans le tiers ventral du cordon postérieur.

Dans le cordon antérieur, la sclérose atteint une large bande située d'un côté du sillon antérieur, dans le territoire du F. P. D., et également dans toute la largeur depuis la commissure grise jusqu'à la périphérie de la moelle.

La méninge est épaissie sur toute la périphérie de la moelle.

Il ne reste que quelques cellules, elles siègent dans les cônes antérieurs; elles sont altérées.

Sur une autre coupe de la même région, on constate les mêmes lésions avec les modifications suivantes : dans le cordon latéral, on voit dans la partie postérieure une zone de sclérose plus marquée qui semble l'ébauche du triangle postérieur observé dans la région lombaire.

Le cordon antérieur présente toujours d'un côté sa zone de sclérose, mais il semble que la bande soit plus étroite et qu'elle s'effile quand on la suit de la profondeur du sillon vers la périphérie.

Dans le cordon postérieur, on constate que les lésions n'ont plus la même localisation que précédemment, elles siègent sur toute la bordure des cordons postérieurs, avec deux zones maxima, la première à quelque distance des racines postérieures, la deuxième à côté du sillon postérieur. Ces deux zones sont symétriques, mais elles sont plus accentuées du côté où existe la lésion du cordon antérieur.

Les cellules sont plus nombreuses, encore altérées.

Dans les cordons postérieurs, il existe encore une zone dans la partie ventrale du cordon postérieur, symétrique de chaque côté du sillon postérieur.

Sur une autre coupe de la même région, dégénérescence du cordon latéral progressive, mais uniforme sur toute la périphérie.

Sclérose limitée à la bordure du cordon postérieur.

Le cordon antérieur présente une dégénération en bande du faisceau pyramidal direct d'une largeur uniforme d'avant en arrière.

Sur une autre coupe, la seule différence consiste dans la sclérose marginale très accentuée du cordon postérieur.

Région cervicale. — Le cordon postérieur présente une sclérose d'intensité moyenne limitée au cordon de Goll, s'effilant vers la portion ventrale pour atteindre la commissure grise. Pas de sclérose marginale. La pie-mère n'est pas épaissie.

Le cordon latéral présente une sclérose marginale en bande à la partie voisine des racines postérieures, puis cette bande va en s'atténuant pour reparaître à la partie antérieure de ce cordon latéral, mais diminue de nouveau dans le cordon antérieur.

Dans le cordon antérieur, on soupçonne une sclérose dans le domaine du faisceau pyramidal direct d'un seul côté; il y a diminution du nombre des fibres sur une assez grande largeur.

La pie-mère est épaissie sur la partie antérieure et latérale de la moelle.

Les cellules sont nombreuses, mais semblent atteintes.

Il n'y a pas de corps granuleux à la coloration de Marchi.

En résumé, dans ce cas comme dans le précédent, il existe au niveau de la moelle une méningomyélite en virole, formant, sur une certaine hauteur, une sclérose combinée annulaire; et plus haut, au niveau de la moelle cervicale, une dégénération ascendante du cordon de Goll; plus bas, dans la moelle lombaire, une dégénération isolée des faisceaux pyramidaux.

§ 3. — Scléroses combinées séniles.

OBSERVATION XXII. — *Parésie spasmodique chez un vieillard.*
Service de M. P. MARIE (hospice de Bicêtre).

Le nommé Jay..., Barthélemy, âgé de 65 ans, mégissier. Entré le 9 septembre 1899 à Bicêtre.

Pas de syphilis.

Le début de sa maladie remonte à 1887 : le malade a perdu insensiblement la force des membres inférieurs, il marchait plus difficilement, ses pieds butaient quelquefois, il tombait la figure toujours en avant. Dans son métier il pouvait se tenir debout toute la journée, mais calé à son établi ; il a pu ainsi travailler 12 ans.

Il est entré à Bicêtre en 1899, et depuis, ces troubles de la marche ont été en augmentant ; il est tombé souvent, particulièrement le soir ; il s'est fait il y a trois ans, c'est-à-dire en 1900, une blessure à l'arcade sourcilière gauche, dans une de ces chutes.

Le malade n'a jamais eu de douleurs.

En même temps que ces troubles de la marche, est survenu un tremblement des membres supérieurs et inférieurs, d'une façon intermittente, apparaissant au repos quand les membres étaient dans une certaine position, mais ne se manifestant jamais dans les mouvements volontaires ; le malade n'est nullement maladroit, il a depuis son entrée à Bicêtre fait des brosses et s'en acquitte sans difficulté.

Pas de troubles urinaires.

Le malade n'a jamais eu d'ictus. Ne présente pas de troubles respiratoires, ni de troubles laryngés.

Il a conservé des érections.

La vue est conservée.

5 *février* 1903. — La démarche est raide ; la jambe droite surtout paraît gênée dans la flexion sur la cuisse, mais il n'a pas de traînement des pieds, et le malade soulève et pose avec netteté ses pieds sur le sol.

Une canne est nécessaire pour la marche. Cependant, quand on en prive le malade, les pieds sont plus lourdement soulevés du sol, la démarche est un peu plus difficile, et quand le malade se retourne, il a une hésitation marquée et traîne les jambes.

Pas de signe de Romberg quand le malade est sur les deux jambes les yeux fermés.

Il lui est impossible de se mettre debout sur un seul pied, même les yeux ouverts.

Les réflexes rotuliens sont conservés forts. Il n'y a pas de clonus du pied.

Le réflexe plantaire est en flexion à droite, en extension à gauche.

Pas de réflexe crémastérien.

Le réflexe pupillaire à la lumière est faible et paresseux.

Pas d'hypotonie, ni d'incoordination.

Le tremblement est généralisé, il occupe les membres supérieurs, mais surtout les inférieurs. Il occupe aussi la face. Il a peu d'oscillation: trois à quatre par seconde. Il apparaît quand le malade soulève une jambe en l'air, le pied est alors animé de mouvements successifs d'extension et de flexion; ou, quand le malade cherche à placer ses cuisses en abduction, les cuisses sont animées de mouvements successifs d'adduction et d'abduction.

Il n'existe pas de tremblement intentionnel, ni aux membres supérieurs, ni aux membres inférieurs.

Il semble que ce tremblement apparaisse après un mouvement intentionnel et qu'il le prolonge. Il s'arrête du reste après quelques instants.

La force musculaire est conservée égale dans tous les segments des membres inférieurs.

Sa sensibilité n'est altérée qu'en un point ; une zone située à chaque jambe sur la face antérieure et formant une bande qui répond à la face antérieure interne du tibia. La sensibilité y est diminuée dans tous ses modes, froid, toucher, piqûre.

Observation XXIII. — *Ataxo-paraplégie spasmodique chez un vieillard.*
Service de M. Pierre Marie (hospice de Bicêtre).

Le nommé Puj..., âgé de 61 ans, homme de peine. Entré en septembre 1897 à Bicêtre.

En 1894, commence à sentir de la faiblesse dans les jambes ; il faisait des faux pas et marchait comme un homme qui a bu. Il était à ce moment employé à l'hôpital Necker. Le directeur de l'hôpital le fit placer à Bicêtre ; il n'a jamais été soigné, ni suivi par aucun médecin avant son entrée ici.

Il n'a jamais eu qu'une bronchite en 1882.

Il n'a pas eu de syphilis.

Quand il est entré à Bicêtre, il était capable, malgré sa faiblesse, de faire de grandes courses, il allait à Paris, aux Gobelins, au Lion-de-Belfort ; il marchait avec une canne et ne tombait pas.

Il y a deux ans, il a fait une chute dans la cour, il est resté couché 15 jours dans sa division, ne semble pas avoir eu de fracture. Mais cependant, depuis cette époque, il marche beaucoup plus difficilement; il a dû prendre des béquilles, et actuellement il ne sort plus de l'enceinte de la maison. Il ne peut plus monter une marche sans l'aide de ses béquilles, il ne peut s'avancer qu'en se cramponnant aux lits. Il se tient cependant parfaitement d'aplomb sur ses jambes quand on lui assure un point d'équilibre.

Quand on le fait marcher avec béquilles, on voit qu'il éprouve quelque difficulté à se tourner et à retourner, ses jambes hésitent et font des mouvements brusques. Quand il est très bien d'aplomb et qu'il peut marcher tout droit devant lui, il avance lentement les jambes en les écartant, comme pour s'assurer plus d'équilibre. Il lance la jambe gauche et talonne, ne lance pas la jambe droite.

Si on cherche à le faire marcher sans béquilles, le lancement et le talonnement de la jambe sont beaucoup plus accentués.

Se tient à peu près bien en écartant les jambes (les yeux étant fermés), ne peut se tenir autrement.

Pas d'atrophie des membres inférieurs.

Pas d'hypotonie. Cependant, les deux pieds ballottent plus que normalement, particulièrement *le gauche*.

Il n'existe pas de clonus du pied.

Les réflexes rotuliens sont manifestement *exagérés*.

Les réflexes plantaires sont à *droite* : *extension* des quatre derniers orteils.

A gauche : *extension* de tous les orteils.

Pas de réflexe crémastérien ; les érections sont abolies depuis 3 ou 4 ans.

Pas de réflexe abdominal, ni à droite ni à gauche.

Les pupilles *réagissent très bien* à la lumière.

Le malade n'a pas et n'a jamais eu de douleurs ni dans les membres, ni dans les viscères.

Pas de laryngisme.

Le malade voit bien; pas de paralysie oculaire. Langue normale non déviée, atrophiée.

Pas d'incontinence d'urine.

Le malade déclare qu'il se sent fort encore de ses mains, et, en effet, on constate que la force musculaire est conservée, mais il dit que parfois il laisse échapper un objet.

Il n'existe cependant pas d'incoordination dans les actes dépendant de la précision (doigt sur le nez, saisir une feuille de papier entre le pouce et l'index).

Sensibilité conservée.

Il a un trouble de la prononciation accentué depuis 7 ans.

A un examen ultérieur. — Réflexe plantaire nettement *en extension à droite*, peu marqué et difficile à observer à gauche, où il y a une déformation du gros orteil.

Réflexe du poignet assez marqué.

Réflexes rotuliens exagérés.

Peut-être un peu de clonus du pied.

Dans le jour, la miction se fait normalement; la nuit, il faut qu'il se lève quatre fois, et, dans les mictions nocturnes, il lui reste un peu de spasme dans la vessie après la miction.

Diadococinésie incomplète.

Rétraction de l'aponévrose palmaire.

Il ne met pas directement son doigt sur le bout de son nez, mais manque de 2 ou 3 centimètres.

Quand on lui fait toucher un point déterminé avec le doigt, il manque le plus souvent.

Il n'a pas de signe de Romberg net.

Quand on lui fait mettre le genou sur une chaise, il le fait mal, mais il semble que ce soit plutôt par incoordination que par asynergie.

Quand on le fait se renverser en arrière, il plie le genou.

Quand on le fait coucher et se relever les bras croisés, il lève les jambes, la gauche un peu plus que la droite, sans que l'on puisse dire qu'il y a des modifications marquées.

Si on lui fait mettre les jambes en l'air quand il est couché sur le dos, il les tient très bien, mieux même qu'un individu normal; on ne constate que quelques mouvements de flexion dans le genou gauche.

OBSERVATION XXIV. — *Paraplégie cérébello-spasmodique chez un vieillard.* Service de M. P. MARIE (hospice de Bicêtre).

Le nommé Chaî..., âgé de 69 ans, buandier à la Salpêtrière, est entré le 13 avril 1896 à Bicêtre.

A eu la jaunisse à 20 ans ; aucune autre maladie.

N'a jamais eu la vérole.

Marié, a eu trois enfants ; le dernier a 10 ans et est chez M. Bourneville depuis sept à huit ans.

Le début de sa maladie actuelle a été assez tardif; c'est vers l'âge de 60 ans qu'il a éprouvé les premiers troubles, qui ont consisté en faiblesse des membres inférieurs. Il traînait les jambes, mais sans buter, ni tomber, ni tituber. Il a continué néanmoins à pousser la brouette de 6 heures du matin à 5 heures du soir, se sentait faible, mais marchait tout de même.

N'a jamais eu de douleurs dans les membres inférieurs.

A eu quelques douleurs dans les épaules, mais qui semblent avoir eu le caractère de douleurs rhumatismales.

Pas de douleurs lombaires ni de douleurs gastriques.

Pas de crise laryngée, ni de laryngisme.

N'a jamais eu de troubles urinaires.

La faiblesse des jambes a été en augmentant, et au bout de trois ou quatre ans il a été placé à Bicêtre; mais avant d'entrer ici n'a jamais été alité.

Depuis qu'il est à Bicêtre, sa faiblesse a augmenté; il pouvait auparavant aller à Paris à pied; actuellement, il lui faudrait trois quarts d'heure ou une heure pour aller à la barrière d'Italie (1.800 à 2.000 mètres).

Ne tombe jamais, mais bute souvent des pieds.

Sa démarche est lente; il titube et se balance à chaque pas comme un cérébelleux. Il lance chaque pied et talonne légèrement. Par moments un à-coup se produit, il semble qu'il n'ait plus son équilibre; pour le reprendre, il frappe du pied.

Il peut marcher sans canne, mais s'en sert le plus habituellement.

Quand il fait demi-tour, a quelque peine et cherche à se cramponner.

Il peut se tenir sur une jambe; ses deux jambes réunies, les yeux fermés, se tient très bien.

Les pupilles réagissent *parfaitement* à la lumière; myosis bilatéral, déformation de la pupille.

Réflexes rotuliens forts.

Pas de clonus du pied (deux jours avant le clonus avait pu être obtenu des deux côtés).

Flexion des orteils.

Pas de réflexe crémastérien.

La force musculaire est conservée d'une façon à peu près égale dans tous les segments et sans diminution appréciable à la main. Il semble qu'il y ait du côté droit toutefois un peu de diminution de cette force.

Du même côté, dans divers mouvements, il existe peut-être un trouble d'asynergie.

Dans l'équilibre statique, dans le décubitus, les jambes et les cuisses demi-fléchies, les pieds sont animés de mouvements de bas en haut à petites oscillations.

Les réflexes tendineux du membre supérieur droit sont exagérés.

Il n'y a pas d'incoordination, ni de faiblesse musculaire appréciable dans les membres supérieurs.

2 *février* 1903. — Il n'a pas de sensations vertigineuses quand on le fait marcher les yeux élevés, la démarche ne se modifie pas.

La flexion des orteils est très nette.

Les réflexes rotuliens sont nettement exagérés.

OBSERVATION XXV. — *Paraplégie ataxo-cérébello-spasmodique chez un vieillard.* Service de M. P. MARIE (hospice de Bicêtre).

Mange..., cordonnier, *âgé de 65 ans.*

21 *décembre* 1902. — En 1890, perd sa femme, en ressent beaucoup de

chagrin. Peu de temps après, contracte une diarrhée avec épreintes, abondante, le dérangeant dix fois par jour, accompagnée de crampes dans les jambes, sans fièvre. Il se guérit de cette diarrhée au bout de six semaines.

Quinze jours après la guérison, il ressent des douleurs dans les jambes. Il lui semblait « qu'on les lui tordait », il avait de la peine à marcher, il n'avançait qu'avec une canne ou une béquille, ses mains étaient faibles, il ne pouvait plus s'en servir pour travailler; quand il tenait quelque chose, il ne pouvait plus le lâcher, il ne pouvait plus couper de viande. Pendant quinze jours il a été presque totalement incapable de parler, il bafouillait et bégayait. Il reste chez lui dans cet état pendant trois mois ; les douleurs survenaient pendant une demi-journée tous les trois, quatre ou cinq jours, les troubles de la démarche allaient en augmentant de même que les troubles dans les membres supérieurs ; quant à la parole, elle allait en s'améliorant. L'année suivante, même progression dans les troubles ; la vue commence à baisser à cette époque ; il n'a jamais eu de diplopie. Il semble que la paupière gauche soit tombée en 1898 pendant 15 jours.

En 1899 il a un anthrax, qu'on incise à Necker; il en sort pour s'installer dans une maison de santé à Malakoff. Depuis cette époque, son état n'a pas beaucoup changé. Les douleurs ont bien diminué depuis qu'il a été à Necker, mais elles existent encore actuellement de temps en temps, réveillant le malade pendant la nuit et semblables à des secousses électriques; n'a plus d'érections depuis 1896.

Il a des envies impérieuses d'uriner et de temps en temps de l'incontinence d'urine nocturne, n'a jamais eu d'ictus, n'a jamais eu de crises laryngées, n'a jamais eu de crises gastriques ni rectales. Ce malade n'a jamais eu la syphilis.

État le 20 décembre 1903. — La marche du malade est difficile et tout à fait particulière, ne rentrant dans aucun des types nettement établis : il s'avance à petits pas, mais avec lenteur, chaque pied se détache lentement du sol et est projeté en avant avec assez de vivacité, mais à peu de distance. Il plie peu les genoux, et quand il repose le corps sur un des membres, on voit que la position n'est pas fixe, il y a un certain degré de trépidation de la cuisse sur le genou et une raideur manifeste dans les mouvements. A chaque pas le pied repose à terre avec violence. Il semble qu'il y ait là une démarche titubante et ataxo-spasmodique.

Sa marche est possible sans le secours d'une canne ; toutefois il se sert habituellement d'une béquille et d'une canne pour marcher.

Quand on le fait marcher sans canne, il le fait à peu près bien ; mais quand il faut tourner, il faut le soutenir.

Pas de latéro-pulsion.

Signe de Romberg ; il ne peut se tenir ses deux pieds joints, les yeux fermés.

Réflexes rotuliens forts. Pas d'épilepsie spinale.

Flexion des orteils à droite. Extension du gros orteil à gauche.

Pas de réflexes crémastériens.

Réflexe abdominal conservé des deux côtés.

Réflexe lumineux faible, mais existe des deux côtés. Pupilles égales.

Il n'y a pas d'incoordination des membres supérieurs. Quand le malade saisit un objet, il le fait avec précision ; si on lui dit de porter un verre à sa bouche, il le fait bien, mais quand il arrive près des lèvres, il y a un tremblement un peu analogue à celui de la sclérose en plaques.

La force musculaire est conservée dans les membres inférieurs d'une façon à peu près égale dans tous les segments, mais elle est cependant plus forte à droite.

L'adduction est parfaitement conservée.

La force musculaire est conservée dans tous les segments des membres supérieurs.

Il n'y a pas d'hypotonie.

Il n'existe aucun trouble de la sensibilité du chaud et du froid.

La sensibilité à la piqûre est diminuée aux deux jambes : sur la face externe et antérieure, à droite sur la face interne antérieure et postérieure.

Il existe des troubles de la diadocinésie dans le membre supérieur gauche et non dans le membre supérieur droit.

On note aussi dans les mouvements de flexion et d'extension des membres inférieurs, à droite et à gauche, un certain degré d'asynergie ; les mouvements sont décomposés.

L'équilibre statique dans le décubitus est bon, presque meilleur qu'à l'état normal ; il existe cependant des contractions fasciculaires dans les membres.

3 mars 1903. — La jambe droite marche moins bien que la gauche. Peut marcher sans canne, mais à petits pas, mais en ayant plus de difficulté à détacher la jambe droite du sol que la gauche. Il a un peu d'incertitude et, par moments, il est pris d'une peur de tomber, et si on ne le retenait pas, il tomberait.

Il n'est pas très adroit de ses membres supérieurs, mais cependant il n'y a pas d'incoordination notable.

Il peut boire sans renverser, mais souvent il casse les objets qu'il tient dans la main, non pas qu'il les laisse tomber, mais quand il les pose.

La parole sans être troublée est légèrement spasmodique et zézayante.

Quand il est debout, il oscille quelquefois sur ses jambes, surtout au début des mouvements, quand il change d'une position pour aller dans une autre.

§ 4. — Scléroses combinées subaiguës et scléroses disséminées (Diagnostic des)

OBSERVATION XXVI. — *Disseminated sclerosis.*
Service de M. le professeur A. BRUCE, Royal Infirmary (Edinburgh).

Alice Gill..., 25 ans, domestique, célibataire. Entre le 12 mars 1903, pavillon 27.

Elle se plaint depuis 10 mois environ de faiblesse des jambes.

C'est depuis mai 1903 qu'elle sent sa vigueur diminuer. Vers cette époque, un jour qu'elle portait un fardeau, elle tomba, se blessant à la face, mais sans autre lésion, put se relever et monter seule un autre escalier. Cependant elle se plaignit après sa chute d'un mal de tête assez violent. Elle habitait alors les environs d'Edinburgh, et le lendemain, ayant eu l'occasion de venir en ville par le train, elle éprouva les plus grandes peines à descendre du wagon pour monter en voiture. 24 heures après, on la transporta à l'infirmerie. Elle eut encore les plus grandes difficultés à monter en voiture, mais elle en descendit assez facilement. Elle resta alitée pendant 6 semaines et demie, puis sortit de l'hôpital pour reprendre son service à Portobello.

De cette époque date la faiblesse des jambes dont elle se plaint aujourd'hui et qui l'oblige à rentrer de nouveau à l'hôpital.

Antécédents. — La malade a eu une rougeole dans l'enfance; elle a eu, il y a quelques jours, une douleur au genou, qu'elle qualifie de rhumatisme.

Trois ans plus tôt, elle présenta, pendant une semaine, ce qu'elle appelle « une perte de la parole », ne pouvant dire que le premier mot d'une phrase qu'il lui était impossible de compléter, quoiqu'elle sût très bien ce qu'elle voulait dire. La perte et le retour de la parole furent brusques.

Vers la même époque la malade eut une attaque d'influenza, mais elle ne sait dire si elle survint avant ou après ces troubles de la parole.

Ses parents, ses frères et sœurs sont vivants et bien portants. Examen de la malade le 13 mars 1903.

Cette malade, examinée au point de vue de son système nerveux, présente les phénomènes subjectifs suivants :

Faiblesse des deux jambes et particulièrement de la jambe droite.

Objectivement, on constate en effet la diminution de la force musculaire, surtout marquée du côté droit : elle ne peut marcher sans soutien, même pour un court trajet.

Au membre supérieur, la force musculaire est conservée. Elle accuse au dynamomètre 70 à droite, 60 à gauche.

La sensibilité est normale.

Les réflexes pupillaires à la lumière et à l'accommodation sont conservés.

Le réflexe cornéen est normal.

On constate aussi un léger nystagmus, et la malade accuse de temps en temps de la diplopie.

Ses réflexes tendineux sont bien marqués et même augmentés; il existe du clonus du pied. Le réflexe des adducteurs est léger, mais présent.

Le cœur est normal et bat 80 pulsations par minute.

L'appareil respiratoire et le tube digestif ne présentent rien de particulier à signaler.

Il n'y a ni fréquence de la miction, ni douleur à l'émission des urines; les urines ne présentent aucun élément anormal.

Le 30 avril 1903, l'état de la malade s'était légèrement amélioré.

Le 4 septembre 1903, je peux moi-même examiner cette malade, qui revient à l'hôpital pour demander un avis à M. Bruce. Elle présente les signes d'une paraplégie spasmodique ; elle marche cependant encore et avait pu se rendre à pied à l'infirmerie. Ses réflexes rotuliens sont manifestement exagérés ; on obtient facilement des deux côtés les trépidations épileptoïdes du pied. L'extension des orteils (signe de Babinski) et le phénomène du jambier antérieur de Strümpell existent du côté gauche.

OBSERVATION XXVII. — *Disseminated sclerosis.*
Service de M. le professeur A. BRUCE. Royal Infirmary (Edinburgh).

Helen You..., 27 ans, domestique, entre le 16 janvier 1903, pavillon 27. Elle est examinée le jour même ; elle se plaint d'étourdissements depuis 18 mois et de perte de la force musculaire de la jambe depuis six semaines.

Antécédents. — Ses parents sont vivants et bien portants : elle a cinq frères et sœurs en bonne santé, sauf une sœur qui est atteinte d'un lupus, que l'on traite par les rayons X.

Notre malade est servante depuis l'âge de 16 ans ; elle n'a pas fait usage de boisson et ne paraît pas alcoolique.

Elle a eu une scarlatine dans l'enfance ; une chlorose à l'âge de 16 ans, qui a été traitée par le repos et par les pilules de fer et de quinine. Au bout d'un an, redevenue forte, elle a pu reprendre son travail.

A 20 ans, elle a eu une affection aiguë du poumon gauche, qui lui a causé une forte fièvre pendant huit jours.

Enfin, elle a eu une petite attaque d'influenza, il y a trois ans.

Juin 1901. — C'est à cette époque qu'il faut fixer le début de la maladie actuelle. Elle se sentait facilement fatiguée et avait la sensation d'un brouillard ou d'un voile devant les yeux. Elle n'avait à ce moment ni impotence musculaire, ni tremblement, elle se sentait uniquement très fatiguée. Elle se reposa six semaines, puis reprit sa place, mais depuis cette époque elle n'a jamais pu se remettre complètement. En juin 1902, elle ressentit un engourdissement dans la main gauche à la suite d'une lessive, puis cet engourdissement disparut et reparut en s'étendant graduellement jusqu'au bras et au coude.

La main gauche perdit successivement sa force musculaire,

La malade continua à travailler et ne s'arrêta qu'il y a six semaines, et elle rentra chez elle : les étourdissements augmentèrent. Enfin, il y a quinze jours, les engourdissements apparurent dans la main droite, et la malade commença à trembler,

Après une légère amélioration la jambe gauche fut atteinte et rapidement inerte. Peu avant le début de cette paralysie, la malade avait perdu soudainement la parole ; elle ne pouvait dire un seul mot, elle savait cependant ce qu'elle voulait dire et se faisait comprendre par signes, mais ne pouvait articuler aucun son. Cette perte de la parole dura 3 ou 4 jours ; le 5e jour la malade commençait à dire quelques mots. Ces troubles de la parole ne se sont pas reproduits depuis.

Elle n'a pas ressenti d'étourdissements depuis plusieurs mois.

La force musculaire du bras et de la main droite a un peu augmenté.

La jambe gauche remue un peu mieux qu'il y a quelques semaines.

État le 15 janvier 1903. — Elle a l'apparence d'une femme bien constituée, ne présente ni pâleur ni cyanose.

On constate un léger tremblement des deux mains et un léger tremblement des commissures labiales.

Il n'existe pas de tremblement de la tête.

La malade reste étendue sur le dos et ne peut se tourner sur le côté.

Système nerveux. — On ne constate pas de troubles intellectuels. Il n'existe pas de difficultés de la parole ; mais la malade est très émotive,

Motilité. — Les mouvements des épaules, du coude, du poignet et des doigts sont conservés. Il existe une diminution de la force musculaire des mains et des bras, surtout à gauche. Le dynamomètre enregistre pour la main droite 40, pour la main gauche 30. Il existe quelques troubles de la coordination des membres supérieurs, quand on dit à la malade de toucher son nez. Le sens musculaire est conservé. Au repos, on constate un fin tremblement rythmique des doigts des deux mains, qui est très augmenté par les mouvements. L'écriture n'est pas lisible, et c'est tout récemment, d'après la malade, que seraient survenus ces troubles de l'écriture.

Aux membres inférieurs, les mouvements de flexion et d'extension des genoux et des chevilles sont conservés. Il existe une impotence musculaire considérable de la cuisse gauche. La malade a perdu également la résistance à la flexion et à l'extension du membre.

Elle ne peut se tenir debout sans soutien. Les talons réunis et les yeux fermés, l'incoordination est augmentée ; elle tombe en arrière ; la malade a du reste fait chez elle une chute sur la partie postérieure de la tête, en voulant se tenir debout.

Quant à la marche, la malade nous dit qu'elle était encore possible avant son entrée à l'hôpital en s'appuyant du bras gauche. La cuisse droite pouvait être soulevée, mais la jambe gauche traînait derrière elle. À son entrée, la malade était encore capable de marcher avec cette aide du côté gauche.

Le 28 janvier, elle devait se servir de supports des deux côtés ; elle se tient courbée et garde ses membres rigides ; on voit apparaître un tremblement analogue à un clonus dans la cheville du pied.

Réflexes profonds. — Aux membres supérieurs, les réflexes du biceps, du triceps, du supinateur, de l'extenseur commun des doigts sont exagérés des deux côtés et un peu plus à droite. Aux membres inférieurs, le réflexe rotulien est exagéré des deux côtés et un peu plus à droite. Les réflexes achilléens sont très marqués ; il existe un clonus du pied très marqué et persistant ; la malade dit qu'il apparaît spontanément quand elle se cogne le pied. Il n'existe pas de réflexe des adducteurs ni d'un côté ni de l'autre.

Réflexes superficiels. — Le réflexe plantaire est en extension des deux côtés. La percussion isolée des tendons des muscles donne les résultats suivants : à droite et à gauche, la percussion du tendon d'Achille amène la contraction des muscles du mollet, du grand adducteur et des demi-membraneux ; la percussion plantaire amène la flexion des orteils.

Du côté de la face, il n'existe aucune parésie.

Pas de flaccidité, pas d'atrophie musculaire.

Sensibilité. — La sensibilité cutanée est partout conservée. Les yeux ne présentent ni protusion, ni strabisme, ni nystagmus. Les pupilles sont dilatées, égales et réagissent bien à la lumière et à l'accommodation. L'examen ophtalmoscopique ne révèle rien d'anormal.

La malade n'a pas éprouvé de vertige depuis son entrée.

Examen du sang. — Globules rouges, 4.625.000 par millimètre cube ; globules blancs, 8.375.

Il n'existe pas d'adénopathie.

Rien au cœur, ni à l'appareil circulatoire ; le pouls bat à 75 par minute.

Rien aux poumons.

Il n'existe pas de perte du contrôle de la miction.

Les règles sont régulières ; pas de dysménorrhée ; les règles sont apparues à l'âge de 14 ans ; elles ont cessé pendant son anémie, mais sont réapparues dès qu'elle a recouvré la santé.

21 *janvier* 1903. — On constatait un peu d'amélioration dans l'état de la malade.

22 *janvier* 1903. — Il semblait que la main droite fût faible, et qu'elle tremblât davantage.

On porte le diagnostic de *disseminated sclerosis.*

Traitement. — Repos ; nitrate d'argent.

27 janvier 1903. — La faiblesse des mains est considérable ; le tremblement au moment des mouvements volontaires a augmenté ; il y a exagération de tous les réflexes, surtout à droite ; les membres inférieurs se placent en contracture, en flexion. Il y a perte de contrôle des fonctions de la vessie et du rectum.

6 mars 1903. — On constate que le nystagmus s'est développé.

13 mars 1903. — Les réflexes des membres supérieurs sont très exagérés.

28 avril 1903. — Il n'y a pas de changement notable ; on constate encore le nystagmus horizontal des deux yeux qui est visible, surtout à l'œil droit, quand on fait regarder la malade à gauche.

L'état mental est très satisfaisant. La malade se sent améliorée.

11 mai 1903. — Il semble que le bras gauche soit un peu plus fort et aussi que les mouvements du bras droit soient un peu plus libres.

Juillet 1903. — On constate une parésie légère du côté droit de la face. La pupille gauche est plus grande que la droite.

Le 2 septembre 1903, je puis examiner moi-même cette malade, peu d'instants avant qu'elle ne quitte l'hôpital ; 'malgré son état grave, elle persistait à vouloir sortir).

Elle présente nettement des troubles mentaux, déclarant qu'elle était depuis deux jours à l'hôpital, qu'elle y est entrée pour ivresse. Elle se déclare très satisfaite.

En ce moment il existe une véritable rétraction des membres inférieurs, les jambes étant contracturées en flexion sur la cuisse, et la cuisse sur le bassin. On constate un léger clonus du pied des deux côtés ; on trouve aussi le signe de Babinski.

On trouve aux membres supérieurs et inférieurs une atrophie musculaire prononcée.

OBSERVATION XXVIII. — *Disseminated sclerosis.*
Service de M. le professeur A. BRUCE. Royal Infirmary (Edinburgh).

Marien Roberts..., 22 ans, célibataire. Entre le 17 mai dans le service de M. Bruce.

Elle se plaint, depuis dix-huit mois, de faiblesse dans les jambes et de difficulté de la marche.

En juillet 1895, elle eut, dit-elle, un refroidissement.

Après une marche pénible de 5 milles, suivie, le lendemain, d'une journée fatigante de travail, elle se sentit saisie par le froid, après avoir fait une lessive toute la journée.

La faiblesse débuta à ce moment-là ; ses jambes commencèrent à être lourdes, elle devait faire un effort pour soulever ses orteils du sol et les empêcher de traîner.

Vers la fin de novembre 1895, elle put aller pendant une quinzaine à la campagne et en revint très améliorée.

Elle pouvait à ce moment marcher pendant 1 mille sans en éprouver de fatigue. Quand elle revint de la campagne; elle ne se sentit cependant pas en état de travailler. Et c'est alors qu'elle entra au pavillon 27, au mois de janvier 1896 ; puis, elle en est sortie et y revient de nouveau le 17 mai 1897.

Antécédents. — La mère est morte à 38 ans, de cause inconnue. Son père, âgé de 48 ans, est vivant et bien portant. Pas d'antécédents nerveux ou tuberculeux dans la famille.

Notre malade a eu la rougeole à l'âge de 7 ans.

Il n'y a pas de soupçon de syphilis.

Examen le 17 mai 1897. — Tous les systèmes, sauf le système nerveux, sont normaux.

Système nerveux. — La malade éprouve une sensation douloureuse qu'elle compare au tiraillement que quelqu'un exercerait sur ses nerfs.

Elle ressent du froid et de l'engourdissement ou des secousses des pieds.

La sensibilité au tact est perdue dans le tiers inférieur des membres inférieurs, excepté à la plante du pied gauche.

La sensibilité à la température paraît normale, sauf en quelques points au milieu des pieds.

La sensibilité à la douleur n'est pas abolie, mais la sensibilité au contact est diminuée au-dessous des genoux, surtout à gauche.

A l'esthésiomètre il faut séparer les deux points par trois pouces pour qu'elle n'ait plus la sensation d'un seul point.

On observe l'intégrité du sens musculaire.

Pas de diplopie; l'acuité visuelle est bonne ; on constate du nystagmus.

Les pupilles réagissent bien à la lumière et à l'accommodation.

L'oreille droite perçoit bien les sons à trois pouces; l'oreille gauche, à trois pieds.

Il existe de l'incontinence des urines et des matières fécales.

Le réflexe patellaire est absent, mais par la pression du tendon rotulien, on constate une sorte de réflexe des adducteurs, caractérisé par une flexion de la cuisse et une dorso-flexion du pied.

Les réflexes superficiels sont absents.

Il existe une paralysie des membres inférieurs, les mouvements des membres supérieurs sont conservés, mais un peu faibles.

La coordination des membres supérieurs est bonne; la réaction électrique au courant faradique est conservée.

Les muscles des cuisses sont un peu atrophiés, et les muscles des bras le sont également un peu.

La parole est normale.

L'intelligence est normale.

La mémoire et l'attention ne laissent rien à désirer.

La malade a de l'insomnie ; elle a besoin de népenthé (préparation opia-cée) pour pouvoir dormir.

Le 10 *décembre* 1897, la malade est prise d'une diarrhée qui dure peu.

Le 24, elle ressent de légères douleurs dans les jambes. On remarque que les membres inférieurs ont plus de tendance à se placer en flexion.

Le 12 *janvier* 1898, la malade éprouve des sensations douloureuses dans les membres inférieurs. La sensibilité au contact est conservée, mais la malade éprouve quelques difficultés pour localiser la sensation, quand on lui touche la cuisse gauche. La sensibilité au chaud et au froid présente quelque retard, mais au total est bien conservée.

La sensibilité à la douleur est abolie à partir du genou jusqu'au pied.

Le sens musculaire est conservé.

La vue est bonne ; on constate du nystagmus ; les pupilles sont égales et dilatées ; elles réagissent à la lumière et à l'accommodation.

L'ouïe est normale à gauche et presque complètement abolie à droite.

Les réflexes tendineux et cutanés sont abolis.

La motilité est atteinte à un degré plus accentué; elle ne peut fléchir les pieds, elle ne peut fléchir ni mouvoir les orteils; elle peut fléchir la cuisse, mais ne peut l'étendre.

Ses membres réagissent à un fort courant électrique. Sous l'action de l'électricité, on constate une vaso-dilatation capillaire et la peau rougit facilement.

Elle dort beaucoup mieux qu'auparavant.

Le 3 *février* 1898, on constate de l'atrophie musculaire marquée aux deux cuisses.

Autopsie. — On peut voir, sur les hauteurs de la moelle cervicale, dorso-lombaire et lombaire, que la sclérose a atteint par plaques étendues la presque totalité de la substance blanche et la substance grise, respectant des zones très restreintes par rapport à la surface de la coupe. Les deux coupes de la région cervicale ne montrent qu'une petite zone respectée dans le cordon postérieur, réduit même dans l'une des deux coupes la partie tout à fait marginale située contre l'émergence des racines postérieures.

La coupe de la moelle dorso-lombaire présente une sclérose un peu moins étendue et respectant la plus grande partie du cordon postérieur.

Enfin, la région lombaire est moins atteinte. La sclérose a atteint les cordons antérieurs, respectant cependant d'un côté la portion du cordon qui avoisine la commissure antérieure. Elle respecte la partie antérieure des cordons latéraux et la partie antérieure (ventrale) des cordons posté-rieurs.

Dans la substance grise, les cornes antérieures sont aussi respectées sur cette coupe.

Le diagnostic de *disseminated sclerosis* est donc confirmé.

OBSERVATIONS XXIX-XLVII.

Paralytiques généraux présentant des phénomènes tabétiques.

XXIX. — Lef..., 23 février 1903 (Service de M. Féré).
Démence si profonde que l'interrogation est impossible ; parole trémulante et spasmodique ; démarche hésitante et titubante ; réflexes rotuliens abolis ; pas de clonus du pied ; pas de réflexes achilléens ; incontinence d'urine ; le signe de Romberg est impossible à rechercher ; réflexe abdominal conservé à droite, aboli à gauche ; signe de Robertson ; pupilles petites, égales, déformées. Flexion des orteils.

XXX. — Pont..., 41 ans, 10 mars 1903 (Service de M. Féré).
Réflexes rotuliens abolis ; réflexes achilléens abolis ; pas de clonus du pied ; la démarche est très hésitante, surtout dans le demi-tour ; immobilité des orteils ; incontinence d'urine ; pas de signe de Romberg ; réflexe abdominal conservé ; réflexe crémastérien aboli ; inégalité pupillaire au profit de la gauche ; pupille droite ovale ; signe de Robertson.

XXXI. — Brau..., 36 ans, ingénieur, 12 mars 1904 (Service de M. Féré).
Abolition des réflexes rotuliens et achilléens. La démarche est bonne, mais légèrement tâtonnante ; *extension des orteils douleuse à droite, existe à gauche* ; réflexes crémastérien et abdominal conservés ; inégalité pupillaire au profit de la pupille droite, immobilité à la lumière. Réflexes du poignet et du coude faibles ou nuls.

XXXII. — Che..., 49 ans, plombier, 23 février 1903 (Service de M. Féré).
Réflexes rotuliens et achilléens abolis. Pas de clonus du pied ; pas de troubles sphinctériens. Pas de douleurs. Immobilité des orteils ; réflexes abdominal et crémastérien abolis ; inégalité pupillaire au profit de la pupille droite ; pupille gauche déformée ; signe de Robertson ; arthropathie tibio-tarsienne droite survenue à la suite d'un traumatisme. Réflexe du poignet conservé à droite, perdu à gauche. Réflexes du coude faibles ou nuls.

XXXIII. — Has..., 23 février 1903 (Service de M. Féré).
Démarche hésitante, surtout dans le demi-tour. Réflexes rotuliens et achilléens abolis ; pas de clonus du pied ; pas d'incontinence d'urine ; signe de Romberg ; flexion des orteils ; réflexes abdominal conservé, crémastérien aboli ; pupilles égales, dilatées ; signe de Robertson. Réflexes du poignet et du coude existent très nets, un peu forts.

XXXIV. — Leg..., 36 ans, 23 février 1903 (Service de M. Féré).

Démarche tâtonnante (ce malade était alité à son entrée à Bicêtre et portait des escharres multiples; il est maintenant considérablement amélioré); réflexes rotuliens et achilléens abolis; pas de clonus du pied; pas d'incontinence d'urine; extension des orteils douteux à gauche. Réflexes du poignet et du coude faibles ou nuls.

XXXV. — Cheval..., 56 ans, 18 février 1903 (Service de M. Féré).

Réflexes rotuliens et achilléens absents; extension des orteils nette à droite, douteuse à gauche; pas d'incontinence d'urine; pas de douleurs; pas de paralysie; pas de signe de Romberg; réflexe crémastérien conservé à gauche, perdu à droite; réflexe abdominal conservé à gauche, perdu à droite; réflexe abdominal conservé; pupilles paresseuses, égales; la droite est déformée. Réflexes du poignet et du coude faibles ou nuls.

XXXVI. — Chamer..., 52 ans, 18 février 1903 (Service de M. Féré).

Réflexes rotuliens et achilléens absents; a eu une hémiplégie droite à l'âge de 40 ans; extension des orteils des deux côtés, plus nette à droite; a eu autrefois des douleurs dans les jambes; pas d'incontinence d'urine; pas de paralysie; signe de Romberg léger; réflexes crémastérien et abdominal plus faibles à droite; signe de Robertson; la pupille droite est petite, la gauche est dilatée; les deux sont irrégulières. Réflexes du poignet et du coude faibles ou nuls.

XXXVII. — Dong..., 46 ans, 20 février 1903 (Service de M. Féré).

Réflexes rotuliens et achilléens absents; pas de clonus du pied; flexion des orteils; la démarche est à la fois tabétique et titubante; pas de douleurs des membres; flexion à droite; signe de Romberg; signe de Robertson; pas de douleurs; pas de réflexes crémastérien ni abdominal. Réflexes des coudes faibles à droite et à gauche. Réflexes du poignet fort à droite, faible à gauche.

XXXVIII. — Vaut..., 52 ans, 16 février 1903 (Service de M. Féré).

Réflexes rotuliens et achilléens absents; pas de clonus du pied; extension des orteils douteuse; signe de Romberg incomplet; pupilles égales et étroites, immobiles; la droite est déformée; se plaint quelquefois de sentir un peu d'électricité dans les jambes, la nuit; pas d'incontinence d'urine; réflexes crémastériens absents, abdominal présent. Réflexes du coude et du poignet faibles ou nuls.

XXXIX. — Hyndr..., 48 ans, 16 février 1903 (Service de M. Féré).

Réflexes rotuliens et achilléens absents; pas de troubles moteurs; flexion des orteils; pas de signe de Romberg; pas d'incontinence d'urine; pas de douleurs; réflexes crémastérien et abdominal conservés;

pupilles inégales (la droite est la plus large), déformées, immobiles. Réflexes du poignet et du coude existent non exagérés.

XL. — Bouc..., 36 ans, 18 février 1903 (Service de M. Féré).
Réflexes rotuliens et achilléens abolis; pas de clonus du pied; signe de Romberg; flexion des orteils; pas de paralysie; douleurs des membres; incontinence des urines; signe de Robertson; réflexes crémastérien aboli, abdominal conservé; pas d'incontinence d'urine; signe de Romberg; réflexe abdominal conservé; réflexe crémastérien absent; pupilles égales, régulières; signe de Robertson. Réflexes du poignet et du coude existent non exagérés.

XLI. — Desf..., 36 ans, 20 février 1903 (Service de M. Féré).
Réflexes rotuliens et achilléens absents; pas de clonus du pied; extension des orteils à droite; pas de paralysie ni de troubles de la démarche; aurait eu des douleurs dans les jambes, il y a 3 ans; gâteux; réflexes crémastériens abolis; abdominal conservé; signe de Robertson; inégalité pupillaire au profit de la droite.

XLII. — Bagr..., 49 ans, 9 avril 1903 (Service de M. Séglas).
Démarche pesante; tape du talon, mais ne lance pas la jambe; il ne semble pas qu'il y ait d'incoordination. Réflexes rotuliens abolis; achilléens abolis; à droite flexion des orteils, à gauche immobilité des orteils. Pas de clonus du pied. Pas de réflexe crémastérien. Réflexe abdominal conservé. Pas de phénomène de Strümpell; myosis et signe de Robertson. Pas de Romberg; pas de troubles urinaires. Réflexes du poignet forts; olécraniens faibles ou nuls.

XLIII. — Kasch..., 41 ans (Service de M. Séglas).
Pas de réflexes rotuliens, ni achilléens. Démarche normale. Pas de clonus du pied; flexion des orteils. Pas de gâtisme. Pas de signe de Romberg. Réflexes du poignet plutôt forts; réflexes crémastérie net abdominal conservés. Pas de phénomène de Strümpell. Signe de Robertson, pupilles égales. Réflexes du coude normaux.

XLIV. — Mouri..., 55 ans (Service de M. Séglas).
Démarche nettement tâtonnante. Cependant les réflexes rotuliens existent et sont même exagérés; réflexes achilléens existent. Pas de clonus du pied. Flexion et immobilité des orteils à droite et à gauche.
Réflexe abdominal existe à droite; à gauche aboli. Pas de Romberg. Pas de troubles urinaires. Pas de douleurs de jambes. La démarche seule donne donc ici l'impression d'un tabes. Réflexes du poignet exagérés; réflexes du coude existent à peu près normaux.

XLV. — Mull..., 52 ans, 10 avril 1903 (Service de M. Séglas).

Il existe un peu de raideur de la marche et d'hésitation dans le demi-tour. Le réflexe rotulien est aboli du côté gauche et semble également aboli du côté droit, mais il existe dans ces membres des contractions fasciculaires qui provoquent des tremblements rendant cette recherche difficile. Réflexe achilléen aboli à gauche, à droite il existe des contractions musculaires rendant la recherche difficile. Pas de clonus du pied. Flexion des orteils à droite et à gauche. Réflexes abdominal et crémastérien abolis. Pas de phénomène de Strümpell; myosis. Signe de Robertson. Réflexes du poignet et du coude faibles ou nuls.

XLVI. — Schrain..., 45 ans. La démarche est raide, sans souplesse, mais n'est pas incoordonnée. Réflexe rotulien diminué à droite, aboli à gauche. Réflexes achilléens absents. Pas de clonus du pied. Flexion des orteils à droite, immobilité à gauche. A été gâteux ; a eu un ictus et une hémiplégie droite il y a deux mois. Pas de réflexe abdominal. Réflexe crémastérien conservé. Réflexe du poignet conservé, mais faible. Réflexes olécraniens faibles. Pas de Romberg. Pas de phénomènes de Strümpell. Signe de Robertson.

XLVII. — Wat..., 42 ans (Service de M. Séglas).

Démarche normale. Réflexe rotulien très faible des deux côtés. Réflexe achilléen aboli des deux côtés. Pas de clonus. Immobilité des orteils à droite et à gauche. Pas de réflexe abdominal, pas de réflexe crémastérien. Réflexes du poignet conservés un peu forts ; réflexes du triceps conservés. Pas de phénomène de Strümpell. Pas de Romberg. Pupilles égales. Signe de Robertson.

OBSERVATIONS XLVIII-LVII.
Paralytiques généraux présentant des phénomènes spasmodiques.

XLVIII. — Joltz..., 27 ans, 16 février 1903 (Service de M. Féré).

Réflexes rotuliens exagérés, achilléens existent ; pas de clonus du pied. Signe de Babinski typique; réflexes crémastérien et abdominal abolis. Pupilles égales, réagissent à la lumière. Pas de paralysie. Pas de douleurs, sensibilité conservée. Parole caractéristique. Incontinence d'urine et des matières.

XLIX. — Mag..., 45 ans, 16 février 1903 (Service de M. Féré).

Réflexes rotuliens existent, achilléens existent. Pas de clonus du pied. Extension des orteils. Pas de réflexe crémastérien. Ne laisse pas échapper ses urines. Pas de paralysie. Pas de douleurs des membres. Pas de troubles de la sensibilité. Parole normale. Signe de Robertson ; pupilles égales.

L. — Will..., 46 ans, 18 février 1903 (Service de M. Féré).

Réflexe rotulien conservé, achilléen conservé. Pas de clonus du pied. Extension des orteils des deux côtés, plus nette à droite. Pas de douleurs de jambes. Ne perd pas ses urines. Pas de paralysie. Pas de signe de Romberg. La partie est normale. Réflexes crémastérien conservé, abdominal nul. Pupille droite déformée ; signe de Robertson.

LI. — Polg..., 42 ans, 20 février 1903 (Service de M. Féré).

A eu des douleurs vagues dans les jambes. Réflexes rotuliens conservés, achilléens conservés. Pas de clonus du pied. Réflexes crémastérien et abdominal faibles, mais conservés. Perd ses urines. Pas de Romberg. Pupilles égales, régulières. Signe de Robertson.

LII. — Colli..., 27 ans, 16 février 1903 (Service de M. Féré).

Réflexes rotuliens forts ; ébauche de clonus du pied. Immobilité des orteils. Réflexes crémastériens et abdominaux conservés. Pupilles inégales ; la gauche est dilatée et réagit à la lumière ; la droite est petite et réagit très faiblement. Pas d'incontinence d'urine. Sensibilité conservée. Pas de douleurs. Tremblement de la tête, des membres, de la langue et des lèvres ; partie caractéristique.

LIII. — Belar..., 40 ans, 9 avril 1903 (Service de M. Séglas).

Démarche normale, assurée, tourne sans difficulté. Réflexes rotuliens normaux, plutôt forts. Réflexes achilléens normaux, un peu plus marqués à droite. Clonus du pied provoqué par la recherche du réflexe achilléen à droite. Tendance à l'extension des gros orteils à droite. A gauche flexion nette. Réflexe abdominal et crémastérien conservés. Pas de Romberg. Réflexes du poignet exagérés. Tremblement fibrillaire de la langue. Embarras et accrocs de la parole. Pas de phénomène de Strümpell ni à droite ni à gauche. Signe de Robertson. Pupille gauche irrégulière.

LIV. — Piqua..., 50 ans, 10 avril 1903 (Service de M. Séglas).

Démarche pesante et hésitante, surtout dans le demi-tour ; a eu deux ictus il y a quelques mois, a été atteint d'hémiplégie, mais ne sait dire de quel côté. Réflexes rotuliens forts des deux côtés, achilléens conservés des deux côtés. Pas de clonus du pied. Flexion des orteils nette. Réflexes abdominal et crémastérien conservés. Phénomène de Strümpell des deux côtés. Signe de Robertson ; pupilles égales, régulières, de dimension normale.

LV. — Model..., 45 ans, 10 avril 1903 (Service de M. Séglas).

Démarche très incoordonnée, très hésitante, surtout dans la volte-face. Réflexes rotuliens exagérés des deux côtés ; réflexes achilléens existent, mais faibles. Pas de clonus du pied. Flexion des orteils à gauche ; extension à droite. A été gâteux à son arrivée ; ne l'est plus maintenant. A tendance à laisser échapper son urine. Réflexe abdominal conservé ; pas de réflexe crémastérien. Réflexes du poignet forts. Pupille droite dilatée ; signe de Robertson. Phénomène de Strümpell à droite et à gauche.

LVI. — Ger..., 40 ans, 23 février 1903 (Service de M. Féré).
Pas de douleurs. Urine sous lui. Réflexes rotuliens existent ; pas de clonus du pied. Extension des orteils. Réflexes abdominal et crémastérien existent. Pas de signe de Romberg. Marche bien, pas de paralysie. Pupilles égales, régulières. Signe de Robertson.

BIBLIOGRAPHIE

Adamkiewicz, Ueber combinierte Degeneration des Rückenmarks. *Congrès de Médecine interne*, 1888.

Ardin Delteil et Rouvière, *Revue neurologique*, 1900.

Arning, *Inaug. diss.*, Leipzig, 1895.

Arnold, *Virch. Archiv*, 1891, t. CXXVII, p. 18.

Ashey W. Mackintosh, A study of the modes of onset in eighty cases of disseminated sclerosis. *Review of Neurology and Psychiatry*, February, 1903.

Audry, *Revue de médecine*, 1887.

Aulhorn, Beitrag zur Casuistik er primären combinierten Strangerkran kungen. Leipzig, 1902.

Auscher, Deux cas de tabes combiné suivi d'autopsie, 1894.

Babes et Sion, Die Pellagra. *Specielle Pathologie und Therapie von Nothnagel*, 1901.

Babesiu, *Virch. Archiv*, 1878, Bd. LXXVI.

Babinski et Charrin, *Revue de médecine*, 1885, p. 962.

Babinski, Thèse de Paris, 1885.

Babinski, *Congrès de médecine*, 1900. Section de neurologie.

Babinski, *Sem. méd.*, 1898.

Babinski, *Soc. de biologie*, 1898.

Ballet et Minor, *Arch. de neurologie*, 1884.

Bastianelli, Le sclerosi combinate del midollo spinale nelle anemie perniciose. *Accademia medica di Roma*, 1895-1896.

Borgherini, Caso speciale de affezione combinata del cordoni posteriori e laterali del midollo spinale. *Riv. sperim. di Freniatria*, 1887.

Bouchard, Communication faite au Congrès médical de Lyon, 1895.

Bosebeck, Inaug. diss., Goettingen, 1894.

Bædecker and Juliusburger, *Neurolog. Central*, 1896, t. XV, p. 326.

Borreman, *Brain*, 1895, t. XVII, p. 198.

Brissaud, Leçon, 1ʳᵉ série.

Brown, Langdon, Wolfestein, *Journal of the American medical Association*, mars 1901.

Buck (de) et de Moor, Un cas de sclérose combinée de la moelle type ataxospasmodique. *Belgique médicale*, vol. II, nº 32, 1899.

Burr, *Univ. Méd. mag.*, 1895.

Burr et Mc Carthy, The posterolateral scleroses. *Journal o nervous and mental diseases*. January, 1903.

Buzzard, The differential diagnosis of functional and organic paralysis. *British med. Journal*, 1902.

Buzzard, The Simulation of hysteria and organic diseases of the nervous system, 1891.

Byrom Bramwell, The relative frequency of disseminated sclerosis in Scotland and the North of England and in America. *Review of Neurology and Psychiatry*, January 1903.

Byrom Bramwell, *Brain*, 1900.

Claus Neber, Erkrankungen des Rückenmarks bei Dementia paralytica. *Allg. Ztschrift Psych.*, 1882.

Charuel, Thèse Nancy, 1900.

Clarke (Michel), *Brit. med. Journ.*, 1897, t. II, 325.

Clarke, *Ibib.*, 1890, t. XIII, p. 356.

Collier (voir Risien Russell).

Collins, *Review of neurology and psychiatry*, février 1904.

Crouzon, *Iconographie de la Salpêtrière*, février 1904.

Damaschino, *Gaz. des hôp.*, 1883, 1vt, t. I.

Dana, *New York Med. Res.*, 1887, t. XXXII, p. 1 ; *Brain*, 1889, t. XI, 490 ; *Journ. of Nerv. and Ment. dis.*, 1891, t. XVI, 205 ; *Ibid.*, 1899, t. XXVI, p. 1.

Dana, Paralysie ataxique, *Brain*, 1888, n° 44, Janvier.

Dejerine, Scléroses combinées de la moelle épinière, *Semaine médicale*, mai 1885.

Dejerine et Thomas, *Cinquantenaire de la Société de biologie*.

Demange, De la contracture tabétique progressive. *Rev. med.*, 1885, Juillet.

Demange, De la contracture tabétique progressive ou sclérose diffuse d'origine vasculaire simulant la sclérose fasciculée observée chez les vieillards athénomateux. *Rev. de Méd.*, 1885, Juillet, p. 545.

Demange, Contribution à l'étude des lésions scléreuses des vaisseaux spinaux. *Rev. méd.*, Janvier 1885, p. 1 ; *Anat. Neurolog.*, 1885, p. 227.

Demange, *Rev. de méd.*, 1886, p. 753.

Dreschfeld, *Med. Chronicle*, Manchester, 1896-97, p. 256.

Dupré, *Traité de pathologie mentale de Ballet*. Article : Paralysie générale.

Durante, Thèse de Paris, 1895.

Eberle, *Ueber einen Fall von combinierter Strangdegeneration des Rückenmarks*. München, 1896.

Edes, *Boston Med. und Surg. Journ.*, 1882, t. CVII, p. 225.

Eisenlohr, Ueber primäre Atrophie der Magen- und Darmschleimnähte und deren Beziehungen zur schweren Anemie und Rückenmarkserkrankung. *Deutsche med. Wochenschrift*, 1892.

Erb, *Deutsche Zeitschrift für Nervenheilkunde*, 1903.

Erlicki und Rybalkin, *Archiv f. Psychiatr.*, 1886, t. XVII, p. 693.

Fernique, Thèse de Paris, 1899.

Fournier (A.) De la période préataxique du tabes d'origine syphilitique, 1885.

Fournier (A.), Observation pour servir à l'histoire des paraplégies préataxiques du tabes, 1884.

Francotte, *Arch. de neurologie*, 1890.

Friedriech, *Virch. Arch.*, Bd. XXVI, XXVII, LXVIII, LXX.

Gowers, Clinical lecture on ataxic paraplegia. *Lancet*, 1884, t. II.

Grainger Stewart, *Brit. med. Journal*, 1891.

Grasset, Du tabes combiné. *Arch. de neurologie*, 1886, t. XI, p. 156.

Guillain, La circulation de la lymphe dans la moelle épinière. *Soc. neurol.*, 1899. *Revue neurologique*, 1899.

Hektoen, Amyotrophic lateral sclerosis with bulbar paralysis and degeneration of Goll's columns. *Upsala Läkareförenings Förhandlingar*, t. XXX, p. 4.

Henneberg, Beitrag zur Kenntnis der combinierten Strangdegeneration, sowie der Hohlenbildungen im Rückenmark. *Arch. f. Psych.*, t. XXXII, p. 550.

Hirsch, Arteriosclerosis of the spinal cord. *Journal of nervous and mental diseases*, février 1903.

Hockhaus, Zwei Fälle combinierter Strangerkrankungen des Rückenmarks. *Physiolog. Verein in Kiel*, 1900.

Hoffmann, Ueber combinierte Systemerkrankung des Rückenmarks. Inaug. dissert. München, 1892.

Homen, Strang und Systemerkrankungen des Rückenmarkes. *Handbuch der Pathologischen Anatomie des Nervensystems*, de FLATAU, JACOBSON et MINOR.

Hopkins, *Brain*, 1883, VI ; 382.

Hun, *Univ. med. Mag.*, 1895.

Jacob und Moxter, *Arch. f. Psych.*, 1899, XXXII, p. 169.

Jacob (Paul), *Fortschritte der Medicin*, 1897, t. XV, p. 569.

Jakob, *Deutsche Zeitung f. Nervenheilkunde*, 1895, t. VI, p. 115.

Joffroy et Rabaud, *Revue neurologique*, 1903.

Kahler et Pick, Ueber combinierte Systemerkrankung des Rückenmarkes. *Arch. f. Pysch.*, t. VIII, p. 251 ; t. IX, 413.

Kattwinkel, Ueber acquirierte combinierte Stranselerosen. *Deutsches Archiv für klinische Medicin*, 1902.

Klippel, *Rapport au congrès de Bruxelles*, août 1903.

Klippel et Durante, *Rev. de Médecine*, 1895.

Klippel et Fernique, *Gaz. hebd.*, 1899.

Ladame, *Brain*, 1899.

Lenoble, *Rev. de méd.*, 1897, t. XXII, p. 425.

Letulle, *Gaz. méd.*, 1880.

Leyden, Die graue Degeneration der hinteren Rückenmarkstränge. Berlin, 1863.

Leyden, Klinik der Rückenmarkkrankheiten, 1875. S ; p. 408.

Lichtenstern, Ueber progressive perniciöse Anemie bei Tabeskranken. *Deutsche medic. Wochenschrift*, 1884.

Lichtheim, *Verhandlungen des Congresses für innere Medicin*, 1887.

Lissauer, *Arch. f. Psychiatrie*, XVII, p. 421.

Lloyd, *Journ. of Nerv. and Mental Dis.*, 1896, t. XXI, 225.

Luce, Ein Beitrag zu den primären combinierten Systemerkrankungen im Kindesalter. *Deutsche Zeitschr. f. Nervenheilkunde*, 1897, t. XII, p. 68.

Marie (P.), *Leçons sur les maladies de la moelle*.

Marie (P.), *Traité de médecine* CHARCOT-BOUCHARD, 1re édition, t. VI

Marie (P.) et Guillain, *Revue neurologique*, 1903.

Marie (P.), et Crouzon, *Revue neurologique,* 1903.

Martin (H.), *Rev., Med.,* 1881.

Massalongo Roberto, Contributo alla patologia delle sclerosi postero-laterali del midollo spinale. *Medicina contemporenea,* ottobre e novembre 1886.

Mayer (Karl), Ueber die combinierte systematischen Erkrankungen der Rückmarkstränge der Erwachsenen. *Beltrag zur klinischen Medicin und Chirurgie,* Heft 4.

Michell and Rhein, *Jour. of the Amer. Med. Ass.,* 1898, t. XXX, p. 911.

Mingazzini, Intorno a un modo pluttosto raro d'insorgenza del periodo atassico nella tabe combare. *Policlinico,* 1903.

Minkowsky, *Deutsches Arch. für klinische Medicin,* Bd. XXXIV.

Minnich, *Deutsche Zeitung für klin. Medicin,* 1892, XXI, 27, 264, und 1893, t. XXII, p. 60.

Minor, Paraplégie dans le tabès. *Arch. de méd.,* 1892, t. I, p. 470.

Mott, Combined sclerosis with grave anæmia.

Muller, Inaugural dissertation, Berlin, 1895, etc.

Münzer, Combinierte Systemerkrankungen des Rückenmarkes. *Realencyclopädie der gesammten Heilkunde.*

Nageotte, *Revue neurologique,* 1903.

Nageotte, La méningomyélite diffuse dans le tabès, la paralysie générale et la syphilis spinale. *Arch. de neurologie,* 1895.

Neubauer, Ein Fall von comb. Systemerkrankung des Rückenmarkes. Inaug. diss. Rostock, 1883.

Nixon, Ataxic paraplegia. *The Lancet,* 1888, p. 678.

Nogues et Sirol, *Congrès d'Angers,* 1898.

Nonne, *Arch. f. Psych.,* 1893, t. XXX, p. 421. *Deutsche Zeitung f. Nervenheilkunde,* 1895, VI, p. 315 ; 1899, XIV, 192.

Noorden (Von), *Charité Annalen,* 1891, t. CVI, 217.

Oppenheim, *Neur. Centralbl.,* 1888, t. VII, p. 647.

Oppenheim, *Lehrbuch der Nervenkrankheiten.*

Ormerod, *Brain,* 1885, t. VIII, p. 110.

Pal, Ueber amyotrophische paretische Formen der combinierte Erkrankungen von Nervenbahnen. Wien, 1898.

Petren, *Nord. med. Ark.,* 1898 ; *Neurol. Centralbl.,* 1896, p. 747.

Pic et Bonnamour, *Soc. méd. des hôpitaux de Lyon,* 3 février 1903 ; *Rev. de médecine,* janvier 1904.

Pierret, *Archives de phys. norm. et pathol.,* 1871-72, t. IV, p. 570.

Pighimi Giacomo, Degenerazioni primarie da tossica aspergillari. *Rivista sperimentale di freniatria,* 1903.

Pitres, *Rev. médecine,* 1877.

Popoff, Contribution à l'étude des fausses scléroses systématiques de la moelle. *Arch. de neurologie,* 1885, t. X, p. 365.

Prévost, *Arch. physiol.,* 2ᵉ série, t. IV, p. 704.

Prince (Marton), *Boston med. and surg. Journ.,* 1885, t. CXIII, p. 371.

Putnam, A group of cases of system scleroses of the spinal cord. *Journal of nervous and mental diseases,* février 1891 et février 1902.

Raymond, *Arch. physiol.,* 1882.

Raymond, Du tabes spasmodique. *Progrès médical,* 1885, p. 339.

Reverchon, La parésie spasmodique des athéromateux. Thèse de Lyon, 1902.

Rhein, *Journ. of nervous and mental diseases*, 1896, t. XXIII, p. 725.

Rheinboldt, Ueber einen Fall von combinierter Systemerkrankung des Rückenmarkes mit leichter Anemie. *Arch. f. Psych.*, t. XXXV.

Riggs, *Internat. Med. Mag.*, 1896, t. V, p. 497.

Rislen Russell, *Lancet*, July 1898.

Rislen Russell, Batten and Collier, *Brain*, Spring, 1900.

Rothmann, *Deutsche Zeitung für Nervenheilkunde*, 1895, t. VII, p. 171.

Rommelaère, Un cas de sclérose polysystématique de la moelle, d'origine tuberculeuse. *Académie de médecine de Belgique*. Séance du 31 octobre 1903.

Sacchi, Tabes ataxospasmodique. *Rif. méd.*, 16 et 17 août 1888.

Sand, Sclérose polysystématique tuberculeuse. *Acad. de méd. de Belgique*, 31 octobre 1903.

Schmaus, Zur pathologischen Anatomie der Seitenstrangerkrankung bei Tabes dorsalis. *Deutsches Archiv für klin. Medicin*, t. CXXX, XXXXVI, p. 116.

Schœnborn, Casuitischer Beitrag zur Lehre von den combinierten Systemerkrankungen. *Deutsche Zeitschrift für Nervenheilkunde*, 1900, Bd. XVIII.

Schultze, *Virchow's Archiv*, 1880, t. LXXIX, p. 132.

Sioli, Ein Fall von combinierter Erkrankung der Rückenmarksstränge mit Erkrankung der grauen Substanc., *Arch. f. Psych.*, t. XI.

Spiller, *Brain*, 1898.

Smith, Sclérose postéro-latérale héréditaire. *Boston med. Journal*, 1er mars 1888.

Stembo, Ueber ataktische Paraplegie. *St. Petersb. med. Woch.*, 25 juillet 1893.

Stewart, Thèse de Glasgow, 1886.

Strümpell, Ueber die primären Systemerkrankungen des Rückenmarkes. *München med. Wochenschrift*, 1886.

Strümpell, *Arch. f. Psych.*, t. XVII.

Strümpell, Ueber combinierte Systemerkrankung, im Rückenmark. *Arch. f. Psych.*, t. XI, p. 26.

Suckling, *Lancet*, 1886, t. I, p. 59.

Tacussel, Thèse de Lyon, n° 366.

Tarbourieoh, *Tabes combiné*. Montpellier, 1888, n° 83.

Taylor (James), *Medico-Chirurg. Trans.*, 1895, t. XXVIII, p. 151.

Teichmüller, *Deutsche Zeitsch. f. Nervenheilkunde*, 1896, 1895, t. VIII.

Vierordt, Zur combinierten Degeneration der Vorderhörner und Seitenstränge des Rückenmarkes. *Archiv f. Psychiatrie*, Bd. XIV, Heft 2.

Von Voss, *Deutsches Archiv f. klin. Med.*, 1897, t. VIII, p. 489.

Wagner, *Deutsche Zeitsch. f. Nervenheilkunde*, 1897, t. XI, p. 1.

Werner, Zwei Fälle von primärer combinierter Systemerkrankung des Rückenmarkes. *Münchener Medicinische Wochenschrift*, 5, September, 1899.

Westphal, Ueber combinierte primäre Erkrankungen d. Rückenmstränge, *Arch. f. Psych.*, t. VIII, 469 ; IX, 413 et 698.

Westphal, *Arch. für Psych.*, Bd. XV.

Westphal, Ueber combinierte (primäre) Erkrankung der Rückenmarsträng. *Arch. f. Psych.* IX, Heft 3.

TABLE ANALYTIQUE DES MATIÈRES

8-2-01. — Tours, Imp. E. Arrault et Cie.

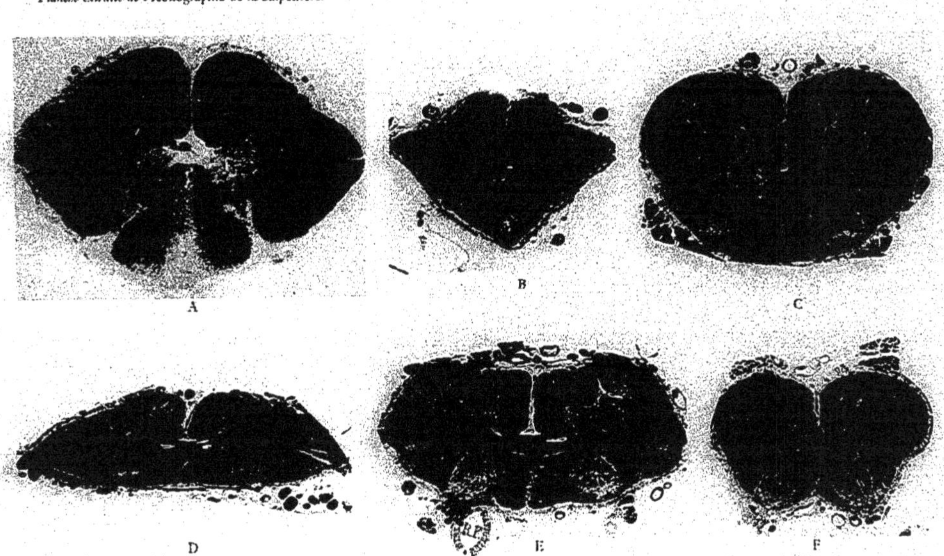

A,B,C. Fau.... Sclérose combinée tabétique. La moelle dorsale a l'aspect losangique et son calibre est diminué ; la sclérose des cordons latéraux tend à être annulaire.

D,E,F. Sal.... Sclérose combinée tabétique. La figure D montre une moelle aplatie et atrophiée dans sa moitié postérieure. La sclérose latérale est marginale et occupe surtout le territoire du faisceau cérébelleux direct.

Masson & Cⁱᵉ, Éditeurs   Phototypie Berthaud, Paris

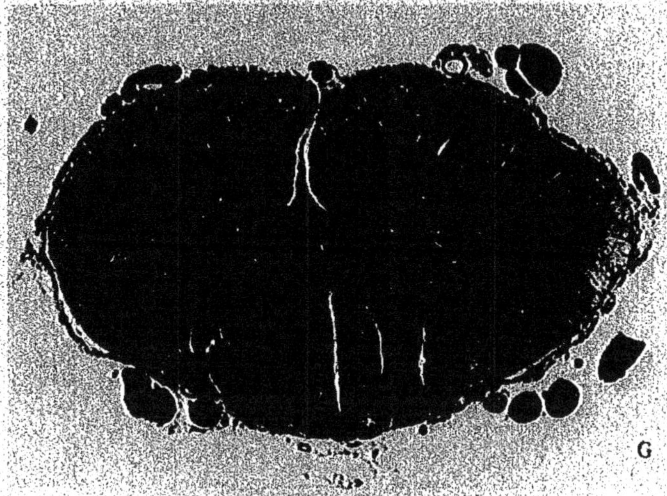

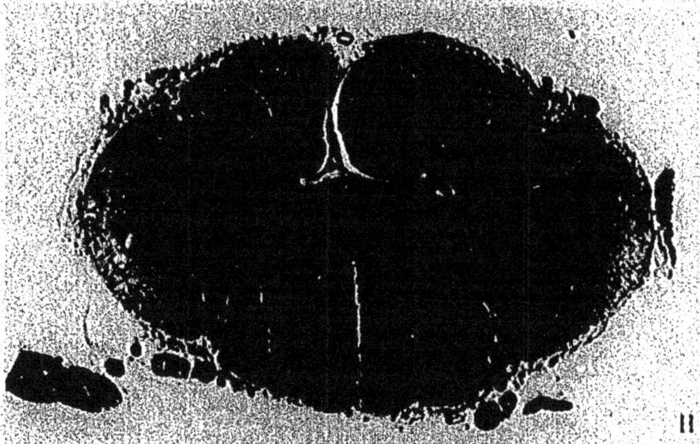

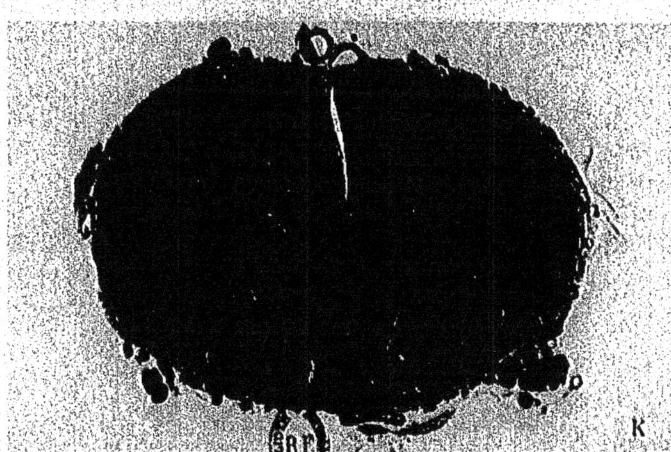

Ab.... Sclérose combinée tabétique : la sclérose est diffuse dans les cordons postérieurs et occupe surtout la zone pyramidale dans les cordons latéraux.

Masson & Cⁱᵉ, Éditeurs

Phototypie Berthaud, Paris

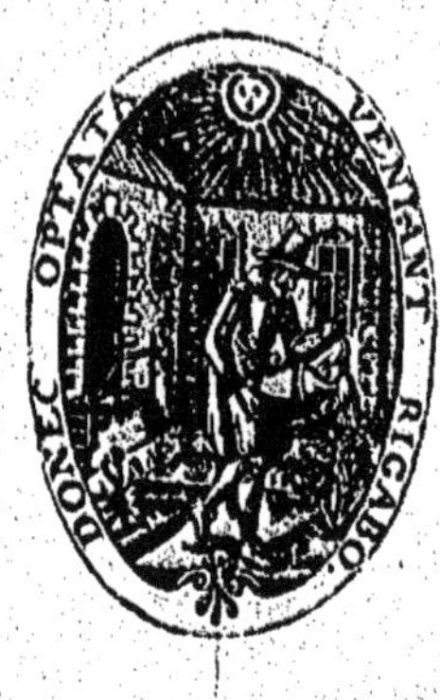

Tours, imp. E. Arrault et Cie.

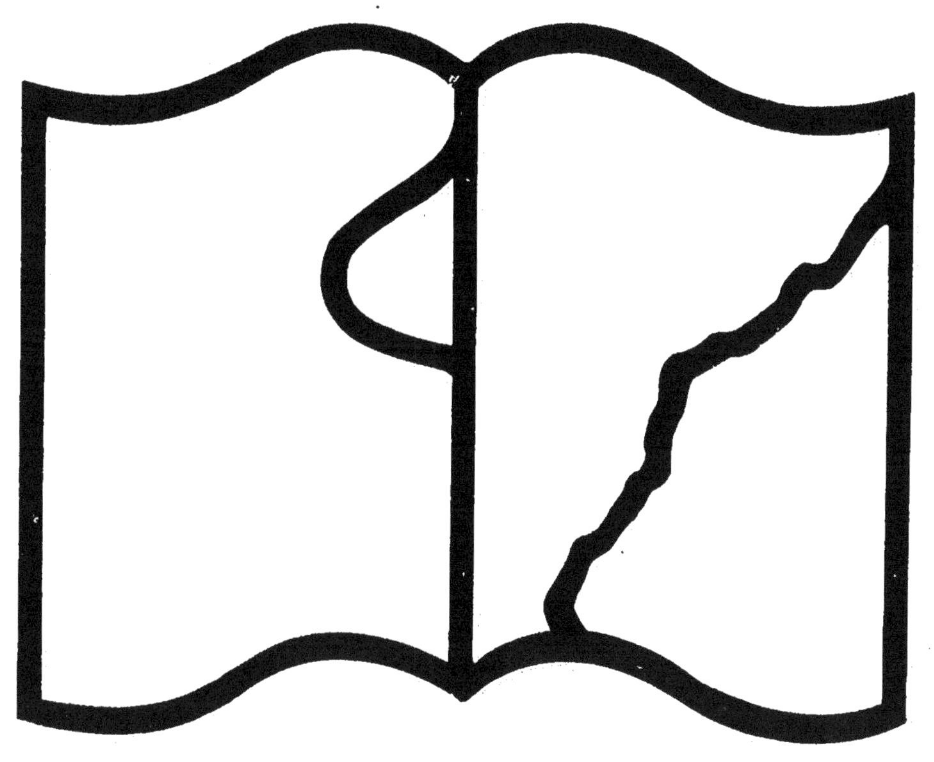

Texte détérioré — reliure défectueuse

NF Z 43-120-11

www.ingramcontent.com/pod-product-compliance
Ingram Content Group UK Ltd.
Pitfield, Milton Keynes, MK11 3LW, UK
UKHW020831120726
13693UKWH00002B/593